U0230679

精神卫生疾病
实验室检测研究前沿
——孤独症、精神分裂症、双相情感障碍

RESEARCH FRONTIERS
IN LABORATORY DETECTION OF
MENTAL DISORDERS:
AUTISM, SCHIZOPHRENIA AND
BIPOLAR AFFECTIVE DISORDER

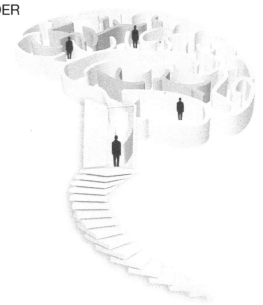

主编 林 萍 高建群

科 学 出 版 社
北 京

内 容 简 介

本书围绕重要精神卫生疾病——孤独症、精神分裂症、双相情感障碍的实验室检测研究，从临床视角，综合近年来这三种疾病在国内外遗传学、神经生物学、微生物学、免疫学、生物化学领域的相关生物标志物，探讨这些生物标志物在疾病诊断、风险评估、治疗监测、疗效评价、发作预防中的应用。

本书可为精神病学临床医生、检验工作者、临床试验和实验室研究人员的临床和实验室研究提供支持，亦可供临床和实验室工作人员、疾病控制预防人员参考。

图书在版编目（CIP）数据

精神卫生疾病实验室检测研究前沿：孤独症、精神分裂症、双相情感障碍 / 林萍，高建群主编 . —北京：
科学出版社，2022.3
　ISBN 978-7-03-071580-7

　Ⅰ.①精⋯　Ⅱ.①林⋯　②高⋯　Ⅲ.①精神障碍—研究　Ⅳ.① R749

中国版本图书馆 CIP 数据核字（2022）第 032629 号

责任编辑：闵　捷 / 责任校对：谭宏宇
责任印制：黄晓鸣 / 封面设计：殷　靓

科学出版社 出版
北京东黄城根北街 16 号
邮政编码：100717
http://www.sciencep.com

南京文脉图文设计制作有限公司排版
广东虎彩云印刷有限公司印刷
科学出版社发行　各地新华书店经销

*

2022 年 3 月第　一　版　　　开本：B5（720×1000）
2023 年 2 月第三次印刷　　　印张：8
字数：101 000

定价：80.00 元
（如有印装质量问题，我社负责调换）

《精神卫生疾病实验室检测研究前沿 ——孤独症、精神分裂症、双相情感障碍》 编委会

孙　阳	上海中医药大学附属光华医院
孙　蒂	北京和睦家医院
孙隽钰	伦敦国王学院生命科学与医学学院
李　莉	上海交通大学医学院附属第一人民医院
李文标	首都医科大学附属北京安定医院
李擎天	上海交通大学医学院医学技术学院
杨　跃	澳大利亚悉尼大学大脑与心灵中心
杨　蕾	上海城建职业学院健康与社会关怀学院
何　军	贵州省临床检验中心
余爱萍	衢州市第三医院
张　燕	上海市奉贤区精神卫生中心
张少川	昆明医科大学附属精神卫生中心
林　萍	上海交通大学医学院附属精神卫生中心
府伟灵	陆军军医大学西南医院
周晓亮	武汉市精神卫生中心
姚尚武	北京回龙观医院
徐晓文	苏州市广济医院
高建群	澳大利亚悉尼大学医学院
郭晓奎	上海交通大学医学院全球健康学院
程训佳	复旦大学基础医学院
薛雄燕	佛山市第三人民医院

王传新序

　　健康包括身体健康、心理健康和社会适应，三者之间是紧密联系、互相影响的。随着社会经济的发展和生活水平的提高，心理健康对于身体健康和社会适应的作用日益凸显。同时，我们面临的健康威胁也在不断转变。根据世界卫生组织的预计，从现在起到 21 世纪中叶，心理问题将成为主要的健康问题，将愈加影响经济发展和社会生活的方方面面。

　　在面临越来越多精神卫生问题的今天，精神卫生疾病的临床诊治还不能满足客观需要。尤其作为实验室工作者，在疾病预防、诊断、监测、治疗各个方面的难题面前，常感责任重大却无从下手。究其原因，主要是临床检验在精神卫生疾病诊疗过程中远未发挥其应有的作用。我们面临的主要困难，是临床检验指标还很少被用作精神卫生疾病的诊断依据，而在困难中孕育的机遇，正是检验医学未来在精神卫生疾病诊疗中无比宽阔的发展方向。

　　《精神卫生疾病实验室检测研究前言——孤独症、精神分裂症、双相情感障碍》的主编、上海交通大学医学院附属精神卫生中心林萍主任及其团队长期关注检验医学在精神卫生疾病诊疗过程中的应用。在组织协作方面，她在中国医师协会、中国研究型医院学会、白求恩精神研究会、中国药理学会等多个专业学会中牵头组织精神卫生疾病检验学组，团结协作，共同攻关；在科学研究方面，她在精神卫生疾病精准诊疗的药物监测及药物基因组学筛查等方面孜孜不倦，著述颇丰。尤其可贵的是，在孤独症、精神分裂症、双相情感障碍等精神卫生疾病实验室研究前沿探索方面，她敢于创新，综述近年来国际权威研究杂志发表的论文，领衔编写了推动精神卫生疾病实验室检测研究的《精神卫生疾病实验室检测研究前沿——孤独症、精神分裂症、双相情感障碍》。该书结构明晰、实用性强，必将为我国精神卫生疾病的临床实验室诊断和研究提供有力的支撑。

医学是科学性、社会性、人文性的有机结合。精神卫生疾病也需要科学诊疗、社会扶持、人文关怀的有机结合。希望林萍团队"不畏浮云遮望眼"，在现有的基础上更进一步，在组织协作、科学研究等方面继续凝心聚力，为我国精神卫生事业的发展和人民精神健康再立新功。

王传新

中华医学会检验分会候任主任委员

2021 年 12 月

卢洪洲序

推进精神卫生服务的高质量发展，不仅需要持续改善临床诊疗能力与质量，还需要与时俱进地推进新技术与新方法的临床应用，实现精神卫生诊疗的科学化与精细化管理。

林萍、高建群主编的《精神卫生疾病实验室检测研究前沿——孤独症、精神分裂症、双相情感障碍》一书，针对传统精神卫生疾病临床诊断与个体化治疗等问题，围绕疑难精神卫生疾病的实验室检测，融汇现代生物技术在疾病诊疗与管理方面的巨大潜力，整合近年来国内外在遗传学、神经生物学、微生物学、免疫学、生物化学等学科发现，构建了基于多水平、多组学的精神卫生疾病临床精准诊疗的检测程序。该书提出的候选标志物和检测程序对于精神卫生疾病机制解析、精准诊断、疗效监测提供了重要生物学依据，将极大提升孤独症、精神分裂症、双相情感障碍等疾病的临床研究和诊疗水平，推动精神卫生领域临床诊断技术的创新发展。

相信该书将成为临床医师、检验医师、精神卫生疾病研究者的有益参考资料，促进精神卫生疾病临床诊疗的高质量发展，更好地服务于患者，为构建中国特色精神卫生服务模式做出贡献。

卢洪洲

深圳市第三人民医院院长

2021 年 12 月于深圳

李莉序

  随着我国社会的高质量发展和健康中国发展战略的推进，社会对健康认知和关注的提升、疾病概念的转变、工作生活节奏与适应度的失衡等因素导致精神和心理问题愈发凸显，引起全社会关注。有别于躯体疾病，精神和心理问题不仅带给患病个体难以言状的痛苦、消极的情绪、失控的行为，甚至不断升高的自杀率，对患者的家庭和亲朋好友也带来不同程度的经济负担和社会压力，同时，影响社会的安定、和谐与健康发展。因此，政府和卫生健康管理部门高度重视，先后颁布了《中华人民共和国精神卫生法》，成立了国家精神心理疾病临床医学研究中心。《"健康中国2030"规划纲要》和《健康中国行动（2019—2030年）》提出构建卫生健康共同体，对精神心理领域基础研究者、管理者和临床实践者提出了新要求、新目标、新挑战。

  上海交通大学医学院附属精神卫生中心作为全国规模最大、业务种类最全、领衔学科最多的精神卫生机构，以提供科学、完善、人性化的精神卫生服务，促进大众生命质量的全面提高为使命，已发展成为国家精神卫生和心理健康的先行者。我与这样一所精神卫生机构检验科的林萍主任因专业而相识，因志同道合而深入交往，十几年来目睹她秉承"健康中国，检验先行"的理念，在检验与临床、检验与基础研究、检验与公共卫生管理领域全方位地交流合作与协同发展方面做了大量的工作，力求通过临床检验最大程度促进精神心理问题的早发现、早干预，早诊断和有效治疗，促进精神心理健康事业的发展。她从长期的临床实践中深切体会到"唯有对精神障碍发病机制、病程特点、精准治疗等方面深入认识，才能有效提高精神卫生疾病医疗服务水平，人们的身心健康和社会和谐稳定才能得到有效保障。在实验室研究方面，最紧要的是探索有效的精神卫生疾病实验室检测方法，尤其是生物标志物方面的研究"。凡事探索难，林萍主任在工作中倾心尽力并注重发现和总结，为此，林萍主任和她的合作者深耕精神卫生疾病实验诊断研究领域，在对孤独症、精神分裂症、双相情感障碍等疾病研究领域前沿进展深入研读、融合提炼的基础上，结合自身的学术研究和临床实践心得，先期撰写、完成了《精神卫生疾病实验室检测研究前沿——孤独症、精神分裂症、双相情感障碍》的一书。

千淘万漉虽辛苦，吹尽狂沙始到金。相信这部凝聚了林萍主任及其团队心血、希冀和辛苦的著作将成为精神卫生领域基础研究学者、临床医生和检验医师及卫生管理工作者，深入探索领域前沿、指导临床实践、开发生物标志物、推进我国精神卫生事业发展不可或缺的工具书。在祝贺该书出版的欣喜之时，也寄希望于林萍主任再接再厉，将精神卫生疾病实验室检测相关研究成果分门别类深入发掘，总结成一部部著作以飨读者。

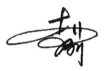

李　莉

中国医师协会检验医师分会副会长

2021 年冬月于上海

精神卫生疾病
实验室检测研究前沿
——孤独症、精神分裂症、双相情感障碍

RESEARCH FRONTIERS
IN LABORATORY DETECTION OF
MENTAL DISORDERS:
AUTISM, SCHIZOPHRENIA AND
BIPOLAR AFFECTIVE DISORDER

自 序

关注精神卫生健康，"接纳"这个词经常被提及，即认识接纳自己的同时，接纳他人与事物的多面性。

海纳百川，殊途同归。上海交通大学医学院附属精神卫生中心的林萍主任及团队盛情邀请我加入《精神卫生疾病实验室检测研究前沿——孤独症、精神分裂症、双相情感障碍》的撰写、完善与提升。团队赋予无尽的耐心、审慎的态度、科学的理念，共同努力，力求呈现给读者集科学性、权威性、实用性、可读性于一体的知识硕果。本书的出版势必激发阅读者在精神医学道路上探索的兴趣、从事实验室研究的动力和自信，亦赋予精神医学更多的人文色彩。

本书根据当前的客观证据及专家共识对精神卫生常见疾病，如孤独症、精神分裂症、双相情感障碍的生物标志物进行归纳和整理，以探讨哪些生物标志物可能成为潜在的辅助临床诊断的指标，并创新性地提出特定疾病的新型检验检测流程，为临床助力。我们本着这样的初心，通过大量的文献检索，确保对该领域研究概括的准确性。抛砖引玉，烘云托月，为助力和提升精神卫生疾病临床诊治的精准度和个性化提供依据。

星流影集，连珠合璧！请允许我再次感谢林萍主任和各位专家的支持，感谢澳大利亚悉尼大学临床医学院的同事和朋友们，更要感谢的是在本书的编辑过程中一起查找文献，考究每个词意表达的伦敦国王学院生命科学与医学学院的孙隽钰女士、澳大利亚新南威尔士大学附属利物浦医院的丹尼斯·科尔达托教授和成琦博士、澳大利亚悉尼大学大脑与心灵科学中心的杨跃博士，以及魏婷婷女士在整个编撰过程中的统筹安排。

最后，感谢我家人的倾情支持和相濡以沫的陪伴！

高建群博士

2022 年元旦于康桥

前　言

　　身体健康、心理健康和社会适应三位一体，是人体健康的核心要义。精神卫生疾病给人类社会和自身发展带来沉重负担。在精神卫生疾病的临床诊断中，常以《国际疾病分类第十次修订本》和《精神疾病诊断与统计手册》(第5版)，以及一系列的临床量表为主。当前，医学实验室技术日新月异，生物标志物的不断发现和应用，为临床诊疗带来了越来越多的及时、准确的数据支持。但在精神卫生疾病的诊断、治疗、预后及风险评估方面，实验室提供的帮助还非常有限。国内外对此有大量的临床研究，但失之于分散，以致不能形成合力。

　　为此，我们组织了上海交通大学医学院附属精神卫生中心、澳大利亚悉尼大学、复旦大学、上海交通大学医学院、首都医科大学附属北京安定医院等机构长期从事精神卫生医学研究、临床和实验室检测的工作人员，编写了《精神卫生疾病实验室检测研究前沿——孤独症、精神分裂症、双相情感障碍》一书。本书的编写目的是总结重要精神卫生疾病实验室检测研究的新知识、新发现。为精神医学临床医师、临床研究者和实验室工作人员提供新的疾病监测和疗效评价参考，助力更深入的临床生物标志物应用研究，使相关生物标志物和实验室检测能够尽早进入临床实用，为精神卫生疾病的精准诊疗做出努力。

本书在编写过程中，得到了时任上海交通大学医学院附属精神卫生中心徐一峰院长、李春波副院长、宋立升副院长、上海市临床检验中心原主任王华梁教授的热情关心和支持。复旦大学程训佳教授、上海交通大学郭晓奎教授为我们早期的编写工作提供了重要意见并审阅了部分书稿。特别诚挚感谢来自澳大利亚悉尼大学临床医学院的高建群教授付出的努力耕耘，他基于精神卫生实验室诊断的理念，从神经医学专家的视角撰写、完善，提升了本书的专业水准和内涵。中华医学会检验分会候任主任委员王传新教授、深圳市第三人民医院院长卢洪洲教授、中国医师协会检验医师分会副会长李莉教授。

特别感谢中国医师协会检验医师分会会长尚红院士的教诲和支持！

本书撰写的源起、基础团队的构建得到了上海交通大学医学院附属精神卫生中心检验科全体伙伴的支持。千人同心，鸾翔凤集，青年才俊以梦为马，不负韶华，专业修养必将达到至臻至美的境界。

本书可为精神病学临床医师、检验工作者、临床试验和实验室研究人员的临床和实验室研究提供支持，亦可供临床和实

验室工作人员、疾病控制预防人员参考。由于编写内容涉及各
种精神卫生疾病的病因、病理、机制等广泛内容，所引用的亦
是近年来的大量国内外研究成果。限于编者水平所限，在对不
同结果的理解取舍、生物标志物和病理、发病机制的关系等方
面的表述如有许多不当之处，敬请读者在阅读和分析时，提出
宝贵意见和建议，以进一步提高我们的编写理念与内涵。

林 萍

2022 年元旦

精神卫生疾病
实验室检测研究前沿
——孤独症、精神分裂症、双相情感障碍

RESEARCH FRONTIERS
IN LABORATORY DETECTION OF
MENTAL DISORDERS:
AUTISM, SCHIZOPHRENIA AND
BIPOLAR AFFECTIVE DISORDER

目　录

绪　论

随着社会经济的发展和人口老龄化进程的加快，全球精神卫生疾病的发病率越来越高，精神障碍造成的疾病负担占比已高达7%[1]。在中国，精神障碍造成的疾病负担占所有非传染性疾病负担的13%。心理健康已成为一个重大的公共卫生问题。在国务院公布的《健康中国行动（2019—2030年）》文件中，明确了"实施心理健康促进行动"作为15个重大行动之一[2]。精神和心理健康还与其他多项行动，如"全民健身""控烟""污染防治""妇幼健康"等密切相关。

2019年发布的中国精神卫生调查结果显示，心境障碍、焦虑障碍、酒精/药物使用障碍、精神分裂症及相关精神病性障碍、进食障碍、冲动控制障碍这六大类精神障碍的加权终身患病率为16.6%[3]。焦虑障碍是加权终身患病率最高的精神障碍类别（7.6%），其次为心境障碍（7.4%）、酒精/药物使用障碍（4.7%）、冲动控制障碍（1.5%）、精神分裂症及相关精神病性障碍（0.7%）和进食障碍（0.1%）。

当前，我国精神卫生疾病还具有以下特点[4]：第一，患病率高，咨询率低。我国公众对精神卫生疾病的认知率不及世界平均水平的一半。第二，诊断和治疗率低。平均每10万人中只有约150人接受治疗。第三，顽固性精神障碍患者比例高，药物治疗效果差。第四，精神卫生资源和服务能力不足。在人均投入、专科病床、专业人员方面低于高收入国家，且精神卫生资源分布很不平衡，医院和专业人员主要集中在省会城市和东部发达地区。

精神卫生疾病的临床诊断主要依赖三个方面[5]：第一，一般体格检查，一般体格检查的目的更重要的是排除可能导致相关症状的其他问题；第二，心理评估，医生或心理健康专家会问诊症状、想法、感受和行为模式，会要求患者或家属填写问卷来回答问题，即各类量表；第三，实验室检测，实验室检测涉及酒精和药物使用、脏器或内分泌功能等。

　　精神卫生疾病病因复杂，病程长。着力推进可用于早期预防、早期识别和早期干预的基础和临床应用研究，可望有效降低精神障碍的发生、进展和复发。一是推动神经病学、睡眠医学、免疫学、精神病学等多学科交叉融合，并以生物大数据和人工智能为基础，建立大队列，构建精神障碍筛查、诊断、治疗和康复一体化智能系统。其次，探索遗传和环境危险因素在精神障碍发生过程中的相互作用，识别高危人群，精准预防，通过控制危险因素减少疾病的发生。第三，目前精神障碍的分类诊断主要依靠患者的症状和体征，缺乏可用于高危人群早期筛查、信效度高的客观指标。未来，生物指标将用于重新定义和分类精神障碍，为患者提供个性化的治疗选择。第四，随着研究的深入，发现了更多与精神障碍相关的靶点。今后应开发起效快、疗效好、副作用小的新一代精神药物。此外，还需要应用物理疗法和心理疗法等非药物干预措施来治疗精神障碍[4]。

　　本书是"精神卫生疾病实验室检测研究前沿"丛书的第一本，重点关注孤独症、精神分裂症、双相情感障碍这三类精神卫生疾病。其中，孤独症是一种神经发育障碍，其特征是社交障碍、交流障碍、兴趣受限和重复行为患病率为 7.6‰，给患者本人、亲属带来持续性的健康和经济损失[6]。精神分裂症的患病率相对较低，约 3‰，但其造成的健康和社会负担很大[7]。双相情感障碍的发病率为 7‰，由于其具有早发、严重和慢性等特点，随着时间的推移、人口增长和老龄化正在导致双相情感障碍的疾病负担增加[8]。

　　实验室检测是临床诊断中必不可少的一环，生物标志物的确定和检测是实验室检测的核心[9]。但在精神卫生疾病的临床诊断中，生物标志物检测及其结果的应用还远远不能满足临床精准诊断、个性化医疗、疗效评估、预后和复发风险判断的需要。这一方面是由于精神卫生疾病自身的复杂性和慢性发展决定的，另一方面则是我们还缺乏标准化的、大量的临床及实验室研究数据，使得实验室结果尚不能够承担起自己的重任。

近年来，随着神经科学技术的飞速发展和研究方法的不断创新，影像技术、分子生物学、信息科学与工程的结合应用，在不同层面上推进了精神卫生疾病发病机制的深入解释。高通量测序等遗传技术的快速发展助力人们发现与精神障碍相关的新易感基因；遗传学和神经回路追踪等神经回路操作技术，以及快速成像技术和分析方法的发展，有助于从神经回路到大脑区域明确精神障碍的机制；自动化免疫学检测技术的进步使得对于炎症因子和神经递质的检测灵敏度不断提高；非人灵长类动物和诱导多能干细胞等精神障碍动物和细胞模型为深入解释精神障碍的发病机制提供了可能。

因此，本书聚焦孤独症、精神分裂症、双相情感障碍这三类疾病，针对临床疾病诊断、治疗、风险评估和预防的实际需要，分别从遗传学标志物、炎症标志物、神经递质标志物、微量元素标志物、肠道微生物群标志物、药物基因组学标志物等角度，综合了近年来针对这三类疾病病因、病理、致病机制、治疗等展开的遗传学、免疫学、神经生物学、微生物学等方面的研究成果。希望这些研究成果及其结论能够为精神卫生疾病临床、实验室的研究和工作人员所熟知，以展开更大规模的研究和应用，最终达到早期发现、明确诊断、精准治疗、科学预防精神卫生疾病的目标。

本章参考文献

1. Rehm J, Shield K D. Global burden of disease and the impact of mental and addictive disorders[J]. Current Psychiatry Reports, 2019, 21(2):10.

2. Chen P, Li F, Harmer P. Healthy China 2030: moving from blueprint to action with a new focus on public health [J]. Lancet Public Health, 2019, 4(9): e447.

3. Huang Y, Wang Y, Wang H, et al. Prevalence of mental disorders in China: a cross-sectional epidemiological study [J]. Lancet Psychiatry, 2019, 6(3): 211−224.

4. Que J, Lu L, Shi L. Development and challenges of mental health in China [J]. General Psychiatry, 2019, 32(1): e100053.

5. García-Gutiérrez M S, Navarrete F, Sala F, et al. Biomarkers in psychiatry: concept, definition, types and relevance to the clinical reality [J]. Frontiers in Psychiatry, 2020, 11: 432.

6. Baxter A J, Brugha T S, Erskine H E, et al. The epidemiology and global burden of autism spectrum disorders [J]. Psychological Medicine, 2015, 45(3): 601−613.

7. Charlson F J, Ferrari A J, Santomauro D F, et al. Global epidemiology and burden of schizophrenia: findings from the global burden of disease study 2016 [J]. Schizophrenia Bulletin, 2018, 44(6): 1195−1203.

8. Ferrari A J, Stockings E, Khoo J P, et al. The prevalence and burden of bipolar disorder: findings from the Global Burden of Disease Study 2013 [J]. Bipolar Disord, 2016, 18(5): 440−450.

9. Sikaris K A. Enhancing the clinical value of medical laboratory testing [J]. Clinical Biochemist, 2017, 38(3): 107−114.

第一章

孤独症
实验室检测研究前沿

- 概述
- 孤独症实验室检测标志物
- 孤独症实验室相关标志物检测流程
- 孤独症实验室检测研究展望

第一节 概述

一、孤独症概述

孤独症谱系障碍（autistic spectrum disorder，ASD，简称孤独症）是一种以不同程度的社会交往障碍、交流障碍、局限的兴趣及刻板与重复行为方式为主要临床特征的一种广泛性发育障碍。该病起病于婴幼儿期，多数患者还伴有智力障碍。

最早发现和提出孤独症的是美国医生利奥·肯纳，他于 1943 年率先报告了 11 例患者，并将其命名为"早发性婴儿孤独症"。肯纳医生提出了孤独症的最初标准：严重缺乏与他人的情感接触，强烈坚持同样的、自选的、怪异的、重复性的仪式或常规，缄默或语言显著异常，具有高水平的视觉对开空间技巧或机械记忆能力，但在其他方面学习困难等。此后，孤独症是一种在认知、情感、社会性发展及行为等方面的心理发育障碍的观点逐渐为医生和研究者所接受。

据美国疾病预防控制中心（Center for Disease Control and Prevention，CDC）2020 年的估计，每 54 名美国儿童中就有 1 名孤独症患者。而据世界卫生组织（World Health Organization，WHO）于 2021 年确认，全球大约每 160 名儿童中有 1 名孤独症患者，据此估计，孤独症在全球的患病率约为 1%[1]。

孤独症的发病和性别也有关系，男性罹患孤独症的风险比女性高 3～4 倍，且症状较女性患者更明显[2]。

孤独症治疗的主要目的是改善生活能力、学习语言交流、矫正不当行为、提高自我生存和发展的能力，争取回归社会。比较认可的孤独症治疗原则是：①早发现，早治疗，开始干预和治疗的年龄越早，改善程度越明显，预后也越好；②推动家庭参与，父母是不可或缺的治疗合作者或参与者，患儿本人、儿童保健医生、患儿父母及老师、心理医生和社会应共同参与治疗过程，密切配合，形成综合治疗团队；③坚持以非药物治疗为主、药物治疗为辅，相互促进的综合化治疗培训方案；④治疗方案应因人而异，并进行密切的治疗监测，依据治疗反应随时调整治疗方案；⑤在孤独症治疗、训练的同时要注意患儿的躯体健康，主动预防其他疾病；⑥围绕患儿的学习、生活各个方面形成合力，重在持之以恒[3]。

由于孤独症的病因涉及遗传因素、感染和免疫因素、妊娠期理化因素，因此，孤独症的预防主要围绕妊娠期医疗保健进行。如在妊娠早期应避免病毒性感染和慎用各类药物，避免身体和精神上的重大创伤等。包括：①孕妇妊娠期间避免接触一些化学物质，如抗抑郁药物、抗癫痫药物、酒精；②避免注射风疹等病毒疫苗，因孕妇在妊娠期间发生风疹病毒感染的儿童有 1% 的可能患孤独症；③孕妇早期筛查、诊断和治疗苯丙酮尿症、乳糜泻可以降低儿童患孤独症的概率；④健康的生活方式，如健康饮食，避免空气污染，定期补充叶酸，妊娠期间避免饮酒、压力、焦虑，含汞的牙科填充物等。基于遗传因素的孤独症风险评估方案尚未建立，还需要大量的观察数据支持。因此，目前能够关注的是，若此前已有孤独症孩子，更应加强妊娠期和婴儿期监测，并且，应间隔 3 年之后再生育。

孤独症的特点是在发育的早期阶段出现社交障碍及重复刻板的感觉–运动性行为[4]，且疾病表现的严重程度各不相同。也就是说，孤独症患者经常表现为语言沟通障碍、社会交往障碍和固执行为或生活习惯。由于患者症状表现复杂多样，家庭成员和社区健康工作者能否及时发现病情、继而及时送诊并明确诊断，也影响到病程的发展和预后。

二、孤独症临床诊断和实验室检测概述

1. 临床诊断

孤独症被普遍认为是由基因和环境等多种因素共同影响而形成的。孤独症的发病涉及遗传因素、神经递质、脑部影像学变化、免疫系统异常。孤独症主要表现为三个核心症状，即社会交往障碍、交流障碍、局限的兴趣及刻板与重复行为方式。同时，还可能伴有智力障碍、注意缺陷和多动、癫痫等症状。一般地，儿童持续性存在上述的三个核心症状，在排除精神分裂症、智力障碍和其他发育障碍的情况下，可诊断为孤独症。

目前，由于孤独症的病理形成机制尚未完全明确，这就使得对该疾病的临床诊断和治疗变得颇为困难。孤独症常常在幼儿期被诊断出来。尤其在2～3岁，许多最明显的症状（如停止学习新技能或逐渐失去已获得的技能）逐渐显露出来。约2/3的患儿成年后在社会适应能力、工作能力和独立性方面较差。然而，要根据这一年龄段的症状表现对此后的智力障碍进行清晰预测，仍较为困难[4]。

孤独症的临床诊断主要依赖于美国精神病协会的《精神疾病诊断与统计手册》（第5版）（Diagnostic and Statistical Manual of Mental Disorders 5th Edition，DSM-5）和《国际疾病分类第十次修订本》（International Classification of Diseases 10th Revision，ICD-10）。相对而言，用于孤独症的诊断工具较多，包括幼儿孤独症筛查工具（screening tool for autism in toddlers and young children，STAT）、孤独症诊断观察量表（autism diagnostic observation schedule，ADOS）、孤独症诊断访谈量表（修订版）（autism diagnostic interview-revised，ADI-R）、社交障碍性疾病的诊断工具（diagnostic instrument for social communication disorders，DISCO）、儿童期孤独症评定量表（childhood autism rating scale，CARS）、社交反应量表（social responsiveness scale，SRS）及社交问卷调查（social communication questionnaire，SCQ)[4]等。

（1）DSM-5：DSM-5 对于孤独症的诊断标准聚焦于以下三点：①在社会交往和社会互动的多个层面上存在持续性的缺陷；②受限的、重复的行为模式、兴趣、活动，表现为刻板或重复的动作、物体使用或言语坚持相同性，缺乏弹性的、坚持常规或仪式化的语言或非语言的行为模式，高度受限的、固定的兴趣，对感觉输入的反应过度或反应不足，对环境的感受有不同寻常的兴趣；③症状发生于发育早期，并会导致社交、职业或目前其他重要功能方面有明显的临床损害，且症状不能用智力障碍（智力发育障碍）或全面发育迟缓来解释。

（2）ICD-10：ICD-10 针对孤独症的诊断聚焦于以下三点：①孤独症的特异性功能失常可见于社会交往、沟通和局限的重复行为这三个方面；②患儿 3 岁以前往往已出现明显异常的社交损害，以行为、兴趣和活动的局限、重复与刻板为特征，倾向于采用僵化刻板、墨守成规的方式应付五花八门的日常活动；③特征性缺陷随患儿年龄增长而有所改变，但这种缺陷一直延续到成年，类似的问题可表现在更广的范围内，如社会化、沟通和兴趣类型。

下述其他诊断工具分别来自不同的研究机构。

（3）STAT：STAT（http://vkc.vumc.org/vkc/triad/stat/）是范德堡大学创建的筛查系统，由心理学家、儿科医生、言语语言病理学家、社会工作者、学龄前教师和早期干预专家使用。

（4）ADOS：ADOS（https://www.wpspublish.com/ados-2-autism-diagnostic-observation-schedule-second-edition）通过对患者的年龄、语言技能、发育水平来评估和诊断孤独症，提供捷克语、丹麦语、荷兰语、芬兰语、法语、德语、意大利语、挪威语等语种。

（5）ADI-R：ADI-R（https://www.pearsonclinical.com.au/products/

view/290）是一种结构化诊谈，用于诊断、治疗孤独症，以及鉴别诊断孤独症与其他发育障碍。ADI-R 已被证明在区分孤独症和其他发育障碍、评估症状边界、识别新的亚群和量化孤独症症状方面非常有效。

（6）DISCO：DISCO（https://www.autism.org.uk/what-we-do/diagnosti cservices/disco）是为社交和沟通障碍中心开发的。它既是一种临床工具，也是一种研究工具，适用于任何年龄段的儿童和成年人。

（7）CARS：CARS（https://www.carautismroadmap.org/childhood-autism-rating-scale/）从 15 个主要方面对孤独症患儿进行评估，是主要适用于医生或儿童心理测验专职人员的他评量表。最好能结合孤独症患儿家长评定量表共同使用。

（8）SRS：SRS（https://www.carautismroadmap.org/social-responsiven ess-scale/）测量 2 岁 5 个月至 18 岁人群的社会能力。它主要用于孤独症患者、孤独症患者的家庭成员，以及其他有社会障碍者。它在研究环境中的使用频率比在临床环境中的使用频率更高。

（9）SCQ：SCQ（https://carautismroadmap.org/social-communication-questionnaire-scq/）是临床医生筛查孤独症时使用的一种调查工具，由照顾者完成，在临床和研究环境中都有使用。

2. 实验室检测

由于孤独症多在幼儿期发生，结合儿童生长发育因素，孤独症的早期诊断和及时干预对于更好的疾病预后至关重要。在前述的数种孤独症的诊断工具中，均以主观性临床诊断指标为主，并未纳入具体的实验室检测标志物。随着临床实验室数据和大量临床试验的不断积累，实验室检测用于孤独症诊断、监测、疗效评价已当其时[5]。

孤独症的实验室检测可在临床表现，影像学检查（CT、磁共振），脑电图检查等的基础上有针对性地进行。例如，一些医疗机构在进行孤独症诊疗的过程中，已经引入遗传学检查（基因检测、染色体检测等）和相关的代谢性疾病检查等[6]。但总体而言，孤独症的实验室检测及其研究开展得比较散乱，还缺乏统一的标准。既有研究已涉及基因拷贝数变异（copy number variation，CNV）[7]、单核苷酸变异（single nucleotide variant，SNV）[8]、微量元素（如 Cu、Fe、Zn、Mn）失衡[9]、多种细胞因子[10]、5-羟色胺（5-hydroxytryptamine，5-HT）、γ-氨基丁酸[11]等。

我国临床和实验室研究人员也对孤独症的实验室检测做了许多探索。例如，发现孤独症患儿血清25-羟基维生素 D（25-OH-VD）水平低于对照组[12]。同时，维生素 A、维生素 D 可能促进孤独症患儿认知、语言和行为方面的改善[13]。在血清微量元素中，发现镁和锌与孤独症患儿核心症状有一定关联[14]。基于性别、血铜、血锌、血镁水平等多因素影响儿童孤独症发生的特点，有研究建议使用诺模图预测模型，以进行孤独症患儿的个体化预测[13]。因此，可考虑对孤独症患儿进行膳食干预和营养指导。也有研究结果揭示特定指标与孤独症发病不相关的范例。例如，研究认为叶酸和维生素 B_{12} 水平与孤独症发病不相关[15]。

生物标志物是实验室检测的最主要靶标，围绕孤独症的实验室检测需要解决的问题就是"用什么"和"怎么用"的问题。为此，本章将围绕孤独症实验室检测标志物和实验室检测流程两个主要问题进行分析，并就实验室检测的研究前景做出初步展望。

第二节　孤独症实验室检测标志物

孤独症实验室检测标志物可望在疾病早期诊断、严重程度评估、临床疗效评价等方面发挥积极作用。现有孤独症相关实验室检测标志物的研究主要围绕遗传学标志物、微量元素标志物、炎症标志物、神经递质标志物、肠道微生物群相关标志物等进行（表 1-1）。

表 1-1　孤独症相关实验室检测标志物的研究证据

标志物类型	在孤独症中的变化	参考文献
遗传学标志物	孤独症相关的 CNV：16p11.2 缺失和重复；母系来源的 15q11.2-q13 重复；2p16.3 上的 NRXN1；22q13.3 上的 SHANK3；2q23.1 上的 MBD5	[16-20]
	孤独症相关的 SNV：CACNA1C、CHD8、CNTNAP2、DYRK1A、FMR1、FOXP1、FOXP2、GRIN2B、MECP2、NLGN4、NRXN1、PTCHD1、PTEN、RELN、SCN2A、SHANK2、SHANK3、SYNGAP1	[21]
	基于表观基因组关联分析孤独症相关的 CpG 位点：cg21151899、cg03731974、cg09962502、cg01798266、cg01716316、cg16234726、cg09671955	[22]
	孤独症相关的 DNA 甲基化：5-hmC↑，5-mC↓	[23]
	孤独症相关的组蛋白修饰：H3K4me3 峰的改变	[24]
	孤独症相关的 miRNA（血标本）：miR-424-5p、miR-197-5p、miR-328-3p、miR-500a-5p、miR-619-5p、miR-3135a、miR-664a-3p、miR-365a-3p	[25]
	孤独症相关的 miRNA（脑组织标本）：miR-142-5p、miR-142-3p、miR-451a、miR-144-3p、miR-21-5p	[26]
微量元素标志物	头发：Cr、Co、I、Fe↓、Se↑ 血：Cu↑，Zn↓ 尿：Zn、Fe↓	[27-29]
	中国人群对照研究 　全血：Zn↓、Cu、Fe 无显著差异	[30]
	单个元素 　Zn：↓，头发中的水平与孤独症症状的严重程度呈负相关 　Cu：血浆↓；头发/指甲↑ 　Fe：头发↓；血清浓度不变 　Mn：头发↓ 　Pb：↑	[31-33] [34-36] [36] [37] [38]
	性别相关 　男孩：Cu、Fe、Se↑（头发）；Mn↑（血清） 　女孩：Se↑（头发）；Cu↑（血清）	[36]
	年龄相关 　学龄前：Zn↓ 　学龄：Zn 不降低 　2～5 岁：Cu↑ Se↓（血清）；头发中无改变 　6～10 岁：Cu↑（血清）；Fe、Se↑（头发）	[30, 36]

（续表）

标志物类型	在孤独症中的变化	参考文献
炎症标志物	IL-6、IFN-γ、IL-1RA、HSP70、TGF-β2、胱天蛋白酶7↑（全血）	[39-41]
	TNF-α、IL-6、GM-CSF、IFN-γ、IL-8↑（脑组织）	[42]
	中国人群对照研究 　　TNF-α、IL-1β、IL-17a↑（血清），且TNF-α水平与行为症状的严重程度呈正相关。 　　TGF-β1、TNF-α↑（血浆）	[43, 44]
	mRNA水平 　　TNF-α、IL-6、IL-17↑（全血） 　　IL-2↓（全血）	[45]
	母体血液中IFN-γ、IL-4、IL-5↑与孤独症风险增加有关	[46]
	IL-1β、IL-6、IL-8、IL12p40↑（血浆），与交流障碍、行为异常等症状的严重程度呈正相关	[47]
	嗜酸性粒细胞趋化因子、MCP-1、RANTES↑，与视觉接收、交流和日常自理能力等损害严重程度相关	[47-49]
	轻症病例：IL-12p40↑（血浆） 中度严重病例：IL-6、TNF-α、IL-12p40↑（血浆）	[50]
	TGF-β1↓与行为症状的严重程度升高有关	[48]
神经递质标志物	GABA水平：GABA、催产素、干扰素诱导蛋白16↑（血浆）与孤独症的严重程度相关	[51]
	5-HT系统 　　5-HT↑（全血/血小板富集血浆） 　　5-HT↓（不含血小板的血浆）	[51, 52]
	多巴胺代谢 　　HVA↑（脑脊液、尿） 　　多巴胺↑（全血/血浆），↓（血浆）	[51, 53, 54]
肠道微生物群相关标志物	门水平 　　厚壁菌门/拟杆菌门比值↑，拟杆菌门的相对丰度↓ 　　另有发现，在严重的孤独症患者中，拟杆菌门的相对丰度更高，而在正常对照组中厚壁菌门的相对丰度更高 　　厚壁菌门/拟杆菌门比值在益生菌饮食干预后恢复到正常水平	[55-58]
	属水平 　　梭菌属↑（多项研究表明） 　　梭菌簇ⅩⅣa和Ⅳ↓（中国人群）	[55, 56, 59-62] [63]
	酵母菌 　　念珠菌（Candida spp.）存在于超过50%的孤独症患者中	[64]

注：IL，白介素；IFN，干扰素；HSP，热休克蛋白；TGF，转化生长因子；GM-CSF，粒细胞－巨噬细胞集落刺激因子；TNF，肿瘤坏死因子；MCP，单核细胞趋化蛋白；RANTES：调节激活正常T细胞表达分泌 GABA，r-氨基丁酸；5-HT，5-羟色胺；HVA，高香草酸；↑，升高；↓，降低。

一、遗传学标志物

对双生子研究进行的荟萃分析（meta-analysis，Meta 分析）揭示了孤独症的强遗传性，其遗传率达 64%～91%[65]。因此，有孤独症兄弟姐妹的孩子罹患孤独症的风险大大增加[66, 67]。然而，与成年发病的其他疾病相比，孤独症的遗传风险更复杂和多样化。

据估计，有超过 10% 的孤独症患者携带新生的罕见点突变或CNV[68-70]。CNV 被认为是孤独症的遗传风险，如在染色体 16p11.2 上的基因缺失和重复[16]，以及母系来源的、在染色体 15q11.2-q13 上的基因重复[17]、染色体 2p16.3 上的 NRXN1、染色体 22q13.3 上的 SHANK3、染色体 2q23.1 上的 MBD5[18-20] 等。一般而言，单一变异在增加孤独症风险上的作用相对有限[71]。一些罕见的新生杂合突变与孤独症发病风险增加的相关度更高[72]。不过，迄今为止尚未明确可以鉴别诊断孤独症和其他发育障碍性疾病的 CNV。

SNV 蕴含着丰富的遗传学信息，因此，遗传相关疾病的 SNV 一直受到关注。其中，有些较为罕见的 SNV 与孤独症的发病风险相关[73]。最常见的与孤独症临床表现相关的基因突变包括钙离子电压门控通道亚基 α1C（calcium voltage-gated channel subunit alpha 1C，CACNA1C）、染色质域螺旋酶 DNA 结合蛋白 8（chromodomain helicase DNA binding protein 8，CHD8）、接触素相关蛋白样 2（contactin-associated protein-like 2，CNTNAP2）、酪氨酸磷酸化调节的双特异性激酶 1A（dual specificity tyrosine phosphorylation regulated kinase 1A，DYRK1A）、脆性 X 智力低下蛋白 1（fragile X mental retardation 1，FMR1）、叉头框蛋白（forkhead box P 1 and 2，FOXP1 and FOXP2）、N- 甲基 D- 天冬氨酸受体亚型 2B（glutamate ionotropic receptor NMDA type subunit 2B，GRIN2B）、甲基化 CpG 序列结合蛋白 2（methyl CpG binding protein 2，MECP2）、神经连接蛋白 4（neuroligin 4，NLGN4）、

轴突蛋白（neurexin 1，NRXN1）、包含补丁域的蛋白1（patched domain-containing protein 1，PTCHD1）、磷酸酯酶与张力蛋白同源物（phasphatase and tensin homolog，PTEN）、络丝蛋白（reelin，RELN）、钠离子电压门控通道亚基α2A（sodium voltage-gated channel alpha subunit 2A，SCN2A）、SH3和多个锚蛋白重复域蛋白2和3（SH3 and multiple ankyrin repeat domains protein 2 and 3，SHANK 2 and SHANK 3）、突触Ras三磷酸鸟苷酶激活样蛋白1（synaptic Ras GTPase-activating protein 1，SYNGAP1）[21]。然而，SNV与孤独症的关联性尚需在不同研究中进行更多验证。

表观遗传参与大脑的发育，表观遗传异常可能导致包括孤独症在内的神经发育障碍[74]。甲基化及相关CpG位点是重要的表观遗传基础。对表观遗传基因关联研究（epigenome-wide association study，EWAS）进行的病例对照Meta分析显示，在外周血样本中探测到7个对孤独症具有提示性统计学意义的CpG位点，包括cg21151899、cg03731974、cg09962502、cg01798266、cg01716316、cg16234726、cg09671955，且该结果与脑组织中检测到的结果基本一致。这一结果表明，与难以获取的脑组织相比，可以首选更易获得的外周血样本来检测孤独症相关的DNA甲基化[22]。

此外，DNA胞嘧啶甲基化（DNA cytosine methylation）也与孤独症病理机制中的表观遗传调控有关。5-甲基胞嘧啶（5-metylcytosine，5-mC）在DNA脱甲基过程中会生成5-羟甲基胞嘧啶（5-hydroxymethylcytosine，5-hmC）[75]。与孤独症发病相关的谷氨酸脱羧酶67（glutamic acid decarboxylase 67）编码基因和RELN编码基因的启动子区域都发现含有大量的5-hmC，而5-mC含量却降低了，这就促使甲基CpG结合蛋白2（methyl CpG binding protein 2，MeCP2）更多地与这些基因的启动子而非基因主体区域结合，从而导致这些基因的表达下降[23]，这一发现为孤独症的表观遗传机理提供了重要的信息。另一方面，与组蛋白修饰相关的蛋白质失调也与孤独症的表观遗传病理机制相关。H3K4me3 是组蛋白 H3 的第四个赖氨酸残基上的三甲基化，在染色质形成和基因表达中发挥作用，其相关基因参与海马区突触可塑性，以及长期记忆的形成[76]。虽然 H3K4me3 在孤独症病理生理中的作用尚未明确，但其水平的变化与孤独症有关[24]。

miRNA 是单链非编码 RNA 分子，在 RNA 的转录沉默，以及转录后调节中起作用，这些 miRNA 的功能失调被发现与包括孤独症在内的一系列的精神卫生疾病相关。对血清中 miRNA 的分析研究发现了 11 种 miRNA 水平的升高及 29 种 miRNA 水平的下降，其中一部分的 miRNA 与孤独症关联性基因相关，包括钙离子电压门控通道亚基 α1C 和 β1（CACNA1C 和 CACNB1）[25]。其中有 8 种 miRNA 被认为可以作为潜在的孤独症生物标志物，包括 miR-424-5p、miR-197-5p、miR-328-3p、miR-500a-5p、miR-619-5p、miR-3135a、miR-664a-3p 和 miR-365a-3p[25]。此外，在孤独症脑组织中也发现了 5 种 miRNA 的过表达，包括 miR-142-5p、miR-142-3p、miR-451a、miR-144-3p 和 miR-21-5p，且这些失调的 miRNA 关联的是调节突触功能的基因[26]。然而，仍有一些问题尚待解决，包括在发育不同阶段 miRNA 的不同表达，何时（在哪个发育阶段）、何地（在脑内哪个区域及哪种细胞类型中）miRNA 发挥其作用，以及背后的分子机制[77]。

二、微量元素标志物

人体内含多种微量元素，其中至少 20 种是人体脑功能必需的，如锌（Zn）、钴（Co）、铜（Cu）、铁（Fe）、锰（Mn）、铬（Cr）、钼（Mo）等金属元素，以及硒（Se）和碘（I）等非金属元素[78, 79]。例如，铁被认为参与了基因表达和髓鞘形成等必要的脑功能[78, 79]。此外，金属离子在大脑中参与酶的活性，从而与线粒体功能、髓鞘形成、突触形成及可塑性、神经传递和炎症等脑内重要事件密切相关。当脑内金属稳态被打破后，将导致中枢神经系统发育异常[80]。

在孤独症患者体内发现了这些微量元素水平的改变。Meta 分析揭示了相较于对照组，孤独症患者头发中 Cr、Co、I、Fe 的水平下降，而在血液中，Cu 的含量升高而 Zn 的水平下降[28]。独立的试验在不同的生物样本中揭示了多种微量元素的变化。在一项对马来西亚人群进行的对照研究中发现，孤独症患者的头发中有更低水平的 Cr 和 I，以及更高水平的 Se[29]。而在尿液中，孤独症患者有更低水平的 Zn 和 Fe[27]。一项对中国人群进行的全血分析研究显示，孤独症患者血 Zn 的水平较正常组更低，而 Cu 和 Fe 的水平无显著差异[30]。

就单个金属元素而言，研究发现体内 Zn 的水平变化与多种疾病相关，在抑郁症和孤独症患者体内呈现下降趋势[31, 32]。有趣的是，Zn 在头发中的水平与孤独症症状的严重程度呈负相关[33]，表明其具有预测疾病严重程度的潜力。研究还发现，Cu 的超负荷可能是导致 Zn 缺乏及继之而来的突触功能失调的原因[81]。运用电感耦合等离子体质谱（inductively coupled plasma-mass spectrometry，ICP-MS）对一个突尼斯人群进行的研究中发现，孤独症患儿的血 Cu 水平比对照组更低[34]。相反地，孤独症患者头发和指甲中 Cu 水平却比对照组更高[35, 36]。孤独症患者体内 Fe 的水平相较于对照组只在头发中升高，而在血清中浓度不变[36]。Mn 在孤独症患者头发中的水平则比对照组更低[37]。值得注意的是，铅（Pb）等有毒金属物质的暴露也是导致孤独症的潜在因素[38]，因此在临床诊断时需要考虑患者是否存在这些重金属的中毒。

这些微量元素的改变在不同性别或不同年龄组中可能有不同的表现。例如，在孤独症男孩的头发中发现 Cu、Fe、Se 水平较对照组更高，而在孤独症女孩的头发中仅发现 Se 水平有所升高。同时，孤独症男孩血清中

Mn 水平升高，而孤独症女孩血清中 Cu 水平升高[36]。年龄是另一个需要考虑的因素，在对年龄分层后发现，学龄前孤独症患儿血 Zn 水平较对照组有所降低，而学龄孤独症患儿并未出现这一改变[30]。在 2～5 岁的孤独症患儿的头发中并未发现这些元素水平的变化，而在血液中则发现了 Cu 水平的升高和 Se 水平的下降[36]。在 6～10 岁患者的头发中发现了更高水平的 Fe 和 Se，在血液中则发现了更高水平的 Cu[36]。将这两个年龄亚组合并分析，结果表明孤独症患者头发中 Se 的水平较对照组明显升高[36]。

因此，在临床实际操作中，需要对测试人群的年龄、性别、种族等进行全面考量以确定参考值范围，同时，可以考虑对样本类型（血液、头发、指甲、尿液）进行合理选择，以及是否需要联合多种样本进行检测，以对患者做全面的评估。

三、炎症标志物

神经炎症与孤独症的解剖学改变相关[82]。炎症激发的小胶质细胞活化也与孤独症的病理生理相关[83]。因此，不同样本的炎症标志物检测也可望为孤独症的诊断和病程评估提供实验室依据。

与对照组相比，在孤独症患者的全血中检测到更高水平的白介素-6（interlenkin-6，IL-6）、γ-干扰素（interferon-γ，IFN-γ）、白细胞介素-1 受体拮抗剂（interlenkin-1 receptor antagonist-1RA，IL-1RA）、热休克蛋白 70（heat shock protein 70，HSP70）、转化生长因子-β2（transforming growth factor，TGF-β2）、胱天蛋白酶 7（Caspase 7）[39-41]。而在孤独症患者的脑内，包括肿瘤坏死因子-α（tumor necrosis favtor-α，TNF-α）、IL-6、粒细胞巨噬细胞集落刺激因子（granulocyte-macrophage colony stimulating factor，GM-CSF）、IFN-γ、IL-8 在内的炎症因子，均较对照组升高[42]。在一项中国人群研究中，血清 TNF-α、IL-1β、IL-17a 水平在孤独症患者中上升，

且 TNF-α 水平与行为症状的严重程度呈正相关[43]。在另一项中国人群研究中，血浆 TGF-β1、TNF-α 在孤独症患者中上升[44]。除了蛋白水平，研究还发现 TNF-α、IL-6、IL-17 的 mRNA 表达也在孤独症患者中升高，而 IL-2 的 mRNA 表达则下降[45]。另外，炎症的效应可能在产前就发生了，先前的研究发现母体血液中 IFN-γ、IL-4、IL-5 水平的升高与孤独症风险增加有关[46]，表明炎症标志物或可成为疾病预筛查的方法。

细胞因子水平可能与孤独症的进展及严重程度相关，因而在孤独症的病程评估乃至疗效评价中具有应用价值。对 2～5 岁孤独症患儿的研究发现，血浆中 IL-1β、IL-6、IL-8、IL12p40 的水平显著升高。同时，这些炎症标志物的升高与交流障碍、行为异常等症状的严重程度呈正相关，且在倒退型孤独症患者中更为明显[47]。同一研究小组还报道了嗜酸性粒细胞趋化因子（eotaxin）、单核细胞趋化蛋白 -1（monocyte chemotactic protein-1，MCP-1）和调节激活正常 T 细胞表达分泌（regulated on activation in normal T-cell expressed and secreted，RANTES）的升高与视觉接收、交流和日常自理能力等损害严重程度相关[49]，提示这些标志物或可用于预测疾病的进展。此外，在轻症病例中发现血浆 IL-12p40 水平升高，而中度严重病例中血浆 IL-6、TNF-α、IL-12p40 水平升高[50]。另有研究发现，TGF-β1 水平的下降与行为症状的严重程度升高有关[48]。

四、神经递质标志物

神经递质水平的异常经常在孤独症中得到报道。在孤独症患者中已发现 γ-氨基丁酸（γ-aminobutyric acid，GABA）水平及其受体表达的下调[84, 85]、5-HT 系统失调[86, 87]，以及多巴胺代谢异常[53]。

研究发现，血浆中 GABA、催产素、干扰素诱导蛋白 16（interferon inducible protein 16，IFI16）水平升高的程度与孤独症的严重程度相关（由 CARS 和 SRS 评判）[51]。血浆 GABA 水平升高可能对应于脑内 GABA 水平的降低，这可以用下丘脑、新皮质及小脑中 GABA 生成受抑制，以及 GABA 与受体结合减少来解释[88]。有研究者提出了一个孤独症的模型，这个模型的多个系统均存在兴奋/抑制比率的升高，这可能是由于谷氨酸能及 GABA 能系统失衡的结果[89]。

5-HT 系统功能异常可能与孤独症的多项症状相关，包括睡眠障碍、社交及认知障碍等[90]。孤独症患者的全血和血小板富集的血浆标本中呈现出 5-HT 水平升高[52]，而不含血小板的血浆标本中则呈现出 5-HT 水平下降[51]。这样的结果可能是由于 5-HT 产生的增加和/或 5-HT 受体在血小板表面表达增加等。由此可知，血小板相关的高 5-HT 血症参与了孤独症的病理形成过程。

当从神经元释放后，多巴胺被降解为高香草酸（homovanillic acid，HVA），而研究表明约有一半的孤独症患者存在脑脊液的 HVA 水平显著升高[54]。在孤独症患儿的全血和血浆样本中发现多巴胺水平升高，尿中的多巴胺代谢产物 HVA 水平升高[53]。而在另一项研究中却发现血浆多巴胺水平无显著变化[51]，这可能是由于尿液排出增多而导致的。检测多巴胺及其他神经递质的改变或能帮助我们理解疾病的发病机制，而这些改变是否对疾病有预测价值仍需进一步证实。

五、肠道微生物群标志物

越来越多的证据表明，肠道微生物群失调在包括孤独症在内的精神卫生疾病的病理形成过程中发挥了重要的作用。例如，对无菌小鼠移植孤独症患者的肠道微生物群，小鼠出现了孤独症样行为[91]。

在门的水平上，对粪便样本的分析表明，厚壁菌门（Firmicutes）/拟杆菌门（Bacteroidetes）比值在孤独症患者中显著性升高，这更多是由于拟杆菌门的相对丰度下降所致[55-57]。另一项研究认为，在严重的孤独症患者中，拟杆菌门的相对丰度更高，而在正常对照组中，厚壁菌门的相对丰度更高[58]。厚壁菌门/拟杆菌门比值与多种疾病及生理状态存在相关性，因而与临床诊断相比，更宜用于孤独症病程的观察[92]。

在属的水平上，喜热菌属（*Caloramator*）、八叠球菌属（*Sarcina*）、梭菌属（*Clostridium*）在孤独症患者中的水平升高，而粪杆菌属（*Faecalibacterium*）、瘤胃球菌属（*Ruminococcus*）则在广泛性发育障碍及正常对照组中的水平升高[59]。在孤独症患者中发现，普氏菌属（*Prevotella*）、粪球菌属（*Coprococcus*）、未分类的韦荣氏菌科（Veillonellaceae）各属、另支菌属（*Alistipes*）、嗜胆菌属（*Bilophila*）、小杆菌属（*Dialister*）、副拟杆菌属（*Parabacteroides*）、双歧杆菌属（*Bifidobacterium*）、布劳特菌属（*Blautia*）、苏黎世杆菌属（*Turicibacter*）的相对丰度均显著性下降[55, 60, 93]，而柯林斯氏菌（*Collinsella*）、棒状杆菌（*Corynebacterium Dorea*）、乳杆菌属（*Lactobacillus*）、拟杆菌属（*Bacteroides*）、脱硫弧菌属（*Desulfovibrio*）及梭菌属（*Clostridium*）的相对丰度均显著性升高[55, 56, 60]。

梭菌属（*Clostridium*）被认为是孤独症的一个潜在的风险因素，因为在多项研究中均发现梭状芽孢杆菌（*C. Bolteae*）、梭菌簇Ⅰ、Ⅱ、ⅩⅠ在孤独症患者的粪便中均较对照组有显著性升高[61, 62]。梭菌属细菌可产生强效神经毒素，抑制神经递质的释放[94]。而孤独症患儿体内有较高丰度的可以产生毒素的产气荚膜梭菌和艰难梭菌，提示梭菌属可能参与孤独症的发病机制[61]。

对中国人群的病例对照研究发现，相较于对照组，孤独症患者体内的拟杆菌属（*Bacteroides*）、普氏菌属（*Prevotella*）、毛螺菌属（*Lachnospiracea incertae sedis*）、巨单胞菌属（*Megamonas*）水平升高，而梭菌簇ⅩⅠVa和Ⅳ、艾森伯格氏菌属（*Eisenbergiella*）、黄杆菌属（*Flavonifractor*）、大肠杆菌/志贺氏菌（*Escherichia/Shigella*）、嗜血杆菌属（*Haemophilus*）、艾克曼菌属（*Akkermansia*），以及小杆菌属（*Dialister*）水平降低[63]。艾克曼菌属是一种黏蛋白降解细菌，存在于正常发育的成年人肠道中。孤独症患儿艾克曼菌属丰度较低，说明患儿的消化道黏液屏障较薄，间接反映孤独症患儿肠道通透性受损[95]。

在肠道微生物群的代谢产物方面，孤独症患者粪便样本中的总短链脂肪酸（short chain fatty acid，SCFA）水平较对照组有明显升高[96]。SCFA 能通过血-脑屏障，进而影响大脑行为。不过，孤独症患者的粪便 SCFA 水平及其组成在不同研究中的结果还不十分一致。

基于这些观察结果，研究者尝试用抗生素或益生菌来治疗孤独症。例如，给倒退型孤独症患儿口服万古霉素后产生了神经行为症状的短期改善[97]；对孤独症患者给予益生菌饮食治疗后，厚壁菌门/拟杆菌门比值恢复到正常水平[56]。

除了细菌以外，孤独症患者还存在酵母菌失调。有证据表明，念珠菌（*Candida* spp.）存在于超过 50% 的孤独症患者中，而不存在于对照组中[64]。然而，酵母菌失调在孤独症发病机理中所起的作用尚未可知，仍需进一步的研究。

第三节 孤独症实验室相关标志物检测流程

一、辅助孤独症诊疗的实验室相关标志物检测流程

根据前述与孤独症相关的遗传学、微量元素、炎症、神经递质及肠道微生物群相关标志物的研究证据，可以概括出辅助孤独症诊疗的实验室相关标志物检测流程（图 1-1）。

对象：存在孤独症风险的孕妇

样本：羊水，孕妇外周血（产前筛查）

- 遗传学标志物

  CNV：16p11.2 等

  SNV：CHD8、CNTNAP2 等

  基于表观基因组关联分析孤独症：CpG；DNA 甲基化；组蛋白修饰

  miRNA（miR-424-5p 等）

- 此前是否还有孤独症孩子

风险筛查

对象：疑似孤独症的患儿

样本：外周血、脑脊液、头发、粪便

- 神经递质标志物：GABA、5-HT
- 炎症标志物：IL-6、IL-1β、TNF-α 蛋白及 mRNA 水平

实验室检测

对象：确诊和治疗中的孤独症患儿

样本：外周血、粪便

- 炎症标志物：CRP、IL-6、IL-2
- 神经递质标志物：GABA、5-HT
- 肠道微生物群标志物：厚壁菌门 / 拟杆菌门比值，念珠菌相对丰度

临床评估

对象：治疗后的孤独症患儿

样本：外周血、粪便

- 神经递质标志物：GABA、5-HT
- 炎症标志物：CRP、IL-6
- 肠道微生物群：厚壁菌门 / 拟杆菌门比值

随访评估

图 1-1　辅助孤独症临床诊疗的实验室相关标志物检测流程

二、孤独症实验室检测需要注意的问题

1. 遗传学标志物

虽然孤独症有高遗传性，但在使用遗传学标志物进行诊断时仍需谨慎，目前已经发现的与孤独症相关的 CNV 尚不能把孤独症与其他发育障碍性疾病区分开来。SNV 与孤独症的风险及临床表现相关，因此可能会成为特异性的候选标志物。但问题是，这些 SNV 罕见，并且它们与孤独症的关联性还需要在其他研究中证实。近些年来，表观遗传异常在孤独症等神经发育障碍性疾病中的作用受到了越来越多的关注。值得注意的是，表观基因组关联研究（epigenome-wide association study，EWAS）表明，从外周血样本中得到的数据与脑组织中得到的数据有较好的一致性。基于这一结论，有理由选择更容易获得的血液样本进行表观遗传相关检测。DNA 甲基化、组蛋白修饰、miRNA 都在孤独症患者的血液或脑组织样本中被检测到，因此，它们都可能成为诊断孤独症潜在的生物学标志物。

2. 微量元素标志物

微量元素的改变也与神经发育异常相关联，从而导致相关疾病的发生，如孤独症，这就为这些元素作为孤独症的生物学标志物提供了证据。先前的研究对多种样本进行了检测，包括头发、血液、尿液、指甲等。当分析和解读检测结果及确定参考值范围时，需要考虑患者的性别、年龄、种族和检测的样本类型等因素。由于这些标志物缺乏对孤独症的特异性，并且容易受环境因素的影响，在临床实践使用中可以考虑同时检测多种样本类型。值得注意的是，一些有害金属（如 Pb）的暴露也会导致孤独症样症状，因此在进行诊断性实验室检测时，也需要考虑这些病因。

3. 炎症标志物

在外周血中（全血、血清、血浆）检测的炎症标志物也可以协助临床对孤独症的诊断，尽管这些标志物对于疾病无特异性，但它们反映了在

发病机制中所存在的神经炎症。此外，一些炎症标志物与症状严重程度及疾病进展相关，而另一些则在产前阶段就在母体血液中表现升高，提示这些细胞因子可能成为预测疾病进展及早期筛查的标志物。

4. 神经递质标志物

神经递质异常与疾病的发病机理相关，因此，这些神经递质及其代谢产物可能成为诊断疾病潜在的生物标志物。然而，使用不同样本类型时得到了不同的结果，例如，5-HT 的含量在全血和血小板富集的血浆样本中升高，而在无血小板的血浆样本中降低，这就为选择合适的样本及样本的检测前处理带来了挑战。因此，需要更多的数据来确认这些标志物在疾病中的改变。

5. 肠道微生物群

对肠道微生物及其代谢产物的监测不仅对孤独症临床诊断和预后评估有实际价值，而且能提供潜在的疾病干预目标。例如，梭菌属（在孤独症患者中丰度上升）被认为是孤独症的一个潜在的危险因素并且参与疾病的病理机制，而艾克曼菌属（*Akkermansia*）（有益菌，在孤独症患者中丰度下降）则能维持一个健康肠道的屏障功能。对于这些肠道微生物群的监测或能为临床医生制订个体化的诊疗方案提供有用的信息。

第四节　孤独症实验室检测研究展望

作为一种慢性发育性疾病，孤独症整体预后较差，约 2/3 患儿成年后无法独立生活，需要终生照顾和养护。因此，早期确诊和精准干预至关重要。孤独症的实验室检测研究需要关注早期筛查、诊断、治疗等三个方面。

一、孤独症筛查的实验室研究

许多儿科医生已经开始在健康儿童体检期间筛查孤独症。因此，许多表现出孤独症早期迹象的幼儿正在接受转介，以进行适当的评估。最终被诊断为孤独症的儿童通常会得到语言和行为治疗、医疗指导和其他可以改善他们生活质量和预后的支持。研究表明，比起后期接受治疗或根本不接受治疗，尽早干预会带来更积极的结果。孤独症的临床筛查通常由儿科医生在正常儿童例行体检期间进行。医生可能会观察孩子，或当孩子在操场上与其他人互动时，向家长询问其在家中的行为。孤独症筛查的目的是识别孤独症的常见早期症状。

孤独症的实验室筛查则可以从遗传学筛查着手。孤独症的基因检测可以：①解释患儿罹患孤独症的原因；②帮助确定现有或未来儿童患孤独症的风险，根据检测结果，孤独症患者其他家庭成员的风险为5%～50%；③帮助确定孩子可能受益的服务类型及帮助确定其他健康问题，例如，携带PTEN变异的个体患癌症和其他并发症的风险高于正常水平[98]。

孤独症是高度遗传性的疾病，遗传风险因素在疾病的发生发展中起着极其重要的作用。但是，在针对遗传学标志物的临床研究中，仍有大量未解决的问题。例如，①如何确定可以用于疾病的精准诊断和鉴别诊断孤独症的特异性遗传学标志物；②如何在多项、多中心临床试验中筛选和验证表观遗传学标志物；③如何确定用于不同遗传背景人群的特异性标志物[99]。

二、孤独症诊断的实验室研究

本章所阐述的标志物中，微量元素标志物、炎症标志物、神经递质标志物等可能成为未来实验室诊断候选，但在研究和使用过程中仍有不少需要明确的问题。

1. 微量元素标志物

微量元素标志物受多种因素的影响，包括年龄、性别、种族等。并且，使用不同标本类型也会得到不同的结果。为了达到辅助诊断的目的，需要进一步的研究来明确最优化的实验方法及对不同的测试群体确定不同的参考值范围[100]。这就需要建立在大样本量的临床试验基础上，以收集大量数据进行分析。

2. 炎症标志物

炎症标志物可成为潜在的疾病诊断及长期监测的标志物[101]。在今后的研究中，既要注重对不同受试者间的横向数据比较，也要注重对同一受试者治疗前后纵向数据的比较。样本数据是理想的对照样本，对受试者进行长期、连续追踪，更有利于确定病程和疗效观察的炎症标志物。

3. 神经递质标志物

在检测神经递质的过程中，检测结果可能会受到不同样本类型的影响。因此，通过比较同一人群的不同样本，将丰富对于神经递质标志物在孤独症中地位的认知，并助力在临床实际操作中选择合适的样本类型进行检测[102]。

三、孤独症治疗的实验室研究

当前孤独症的治疗原则是"非药物为主"和"因人而异"。不过，研究者们已经将药物治疗和细胞治疗纳入实验室甚至临床试验的目标。在这一过程中，实验室研究承担着至关重要的角色。

美国和中国的研究者将布美他尼用于孤独症的研究已经进入Ⅱ期临床试验[103]。布美他尼是一种经典的利尿剂，可以改善动物模型和人类的孤独症行为。临床试验旨在调查布美他尼是否能在安全剂量内改善中国孤独症患儿的临床症状，并进一步研究其受益的生理机制。在研究期间，调查人员除了将定期评估参与者在服药期间与孤独症相关的症状，以及每个患者的不良反应之外，重要的研究内容是，研究人员将对孤独症患儿治疗前和治疗 3 个月后的血液样本、神经系统相关代谢物进行全基因组关联分析（genome-wide association study，GWAS），比较治疗前后孤独症患儿脑内神经递质的浓度。

针对孤独症的细胞疗法也已进行了一些临床试验。相关研究认为细胞疗法缺乏已确定的治疗靶点，且研究纳入的病例数比较少，大部分试验的结果不具临床推广价值。如果要进一步推进细胞疗法，建议进行额外的临床前研究，这些研究可能带来该疗法在患者分层、生物标志物、作用机制及治疗细胞制备和鉴定等方面的进展[104]。不过，大样本的临床试验本身有许多困难，例如，孤独症患者年龄太小，自己无法进行知情同意程序；由于对未来生活质量的影响难以评估，使得研究者、临床医生及家长在决定临床试验规模方面捉襟见肘。

无论是孤独症的非药物疗法还是药物疗法，对治疗过程和疗效进行实时监测都是必不可少的工作。除了前述诊断标志物以外，肠道微生物群标志物可望成为较理想的病程和疗效监测指标。肠道微生物群标志物本身会受饮食、药物、伴随疾病等多重因素的影响，这使得肠道微生物群标志物的研究结果的均一性并不令人满意。如何消除或减少多重因素的影响，也是未来研究需要关注的重点之一。此时，可以考虑纵向比较单个个体自身的数据，来预测疾病的进展和治疗的效果，即肠道微生物群标志物检测对于监测病程和疗效可能更具实用性。

本章参考文献

1. Elsabbagh M, Divan G, Koh Y J, et al. Global prevalence of autism and other pervasive developmental disorders[J]. Autism Research, 2012, 5(3): 160−179.

2. Messinger D S, Young G S, Webb S J, et al. Early sex differences are not autism-specific: A Baby Siblings Research Consortium (BSRC) study[J]. Molecular Autism, 2015, 6: 32.

3. 许晓霞，古桂雄. 儿童孤独症的治疗研究进展 [J]. 中国妇幼健康研究，2007(6): 511-513.

4. Lord C, Elsabbagh M, Baird G, et al. Autism spectrum disorder[J]. Lancet, 2018, 392 (10146): 508-520.

5. Medavarapu S, Marella L L, Sangem A, et al. Where is the Evidence? A narrative literature review of the treatment modalities for autism spectrum disorders[J]. Cureus, 2019, 11(1): e3901.

6. Muhle R A, Reed H E, Vo L C, et al. Clinical diagnostic genetic testing for individuals with developmental disorders[J]. Journal of the American Academy of Child and Adolescent Psychiatry, 2017, 56(11): 910-913.

7. Vicari S, Napoli E, Cordeddu V, et al. Copy number variants in autism spectrum disorders[J]. Progress in Neuro-Psychopharmacology and Biological Psychiatry, 2019, 92: 421-427.

8. Golovina E, Fadason T, Lints T J, et al. Understanding the impact of SNPs associated with autism spectrum disorder on biological pathways in the human fetal and adult cortex[J]. Scientific Reports, 2021, 11(1): 15867.

9. Baj J, Flieger W, Flieger M, et al. Autism spectrum disorder: Trace elements imbalances and the pathogenesis and severity of autistic symptoms[J]. Neuroscience and Biobehavioral Reviews, 2021, 129: 117-132.

10. Masi A, Glozier N, Dale R, et al. The immune system, cytokines, and biomarkers in autism spectrum disorder[J]. Neuroscience Bulletin, 2017, 33(2): 194-204.

11. Eissa N, Al-Houqani M, Sadeq A, et al. Current enlightenment about etiology and pharmacological treatment of autism spectrum disorder[J]. Frontiers in Neuroscience, 2018, 12: 304.

12. 王月，葛冬梅，程茜，等. 维生素 D 与儿童孤独症谱系障碍关系的 Meta 分析 [J]. 儿科药学杂志，2021, 27(7): 1-7.

13. 吕楠，尚清，马彩云，等. 维生素 A、D 在孤独症谱系障碍儿童治疗中的临床研究 [J]. 临床研究，2021, 29(4): 55-57.

14. 张鑫慧，杨亭，陈洁，等. 孤独症谱系障碍儿童血清微量元素水平与核心症状间关系的全国多中心调查 [J]. 中国当代儿科杂志，2021, 23(5): 445-450.

15. 蔡小凡，郭敏，刘李燕，等. 叶酸和维生素 B12 与孤独症谱系障碍儿童症状和发育水平相关性研究 [J]. 中国实用儿科杂志，2021, 36(7): 514-517.

16. Duyzend M H, Nuttle X, Coe B P, et al. Maternal modifiers and parent-of-origin bias of the autism-associated 16p11.2 CNV[J]. American Journal of Human Genetics, 2016, 98(1): 45-57.

17. Hogart A, Wu D, LaSalle J M, et al. The comorbidity of autism with the genomic disorders of chromosome 15q11.2-q13[J]. Neurobiology of Disease, 2010, 38(2): 181-191.

18. Betancur C. Etiological heterogeneity in autism spectrum disorders: more than 100 genetic and genomic disorders and still counting[J]. Brain Research, 2011, 1380: 42-77.

19. Autism Genome Project C, Szatmari P, Paterson A D, et al. Mapping autism risk loci using genetic linkage and chromosomal rearrangements[J]. Nature Genetics, 2007, 39(3): 319−328.

20. Leblond C S, Nava C, Polge A, et al. Meta-analysis of SHANK mutations in autism spectrum disorders: a gradient of severity in cognitive impairments[J]. Plos Genetics, 2014, 10(9): e1004580.

21. Wisniowiecka-Kowalnik B, Nowakowska B A. Genetics and epigenetics of autism spectrum disorder-current evidence in the field[J]. Journal of Applied Genetics, 2019, 60(1): 37−47.

22. Andrews S V, Sheppard B, Windham G C, et al. Case-control meta-analysis of blood DNA methylation and autism spectrum disorder[J]. Molecular Autism, 2018, 9: 40.

23. Zhubi A, Chen Y, Dong E, et al. Increased binding of MeCP2 to the GAD1 and RELN promoters may be mediated by an enrichment of 5-hmC in autism spectrum disorder (ASD) cerebellum[J]. Translational Psychiatry, 2014, 4: e349.

24. Shulha H P, Cheung I, Whittle C, et al. Epigenetic signatures of autism: trimethylated H3K4 landscapes in prefrontal neurons[J]. Archives of General Psychiatry, 2012, 69(3): 314−324.

25. Kichukova T M, Popov N T, Ivanov I S, et al. Profiling of circulating serum microRNAs in children with autism spectrum disorder using stem-loop qRT-PCR assay[J]. Folia Medica (Plovdiv.), 2017, 59(1): 43−52.

26. Mor M, Nardone S, Sams D S, et al. Hypomethylation of miR-142 promoter and upregulation of microRNAs that target the oxytocin receptor gene in the autism prefrontal cortex[J]. Molecular Autism, 2015, 6: 46.

27. Abd Wahil M S, Ja'afar M H, Md Isa Z. Assessment of urinary lead (Pb) and essential trace elements in autism spectrum disorder: a case-control study among preschool children in malaysia[J]. Biological Trace Element Research, 2022, 200(1): 97−121.

28. Saghazadeh A, Ahangari N, Hendi K, et al. Status of essential elements in autism spectrum disorder: systematic review and meta-analysis[J]. Reviews in the Neurosciences, 2017, 28(7): 783−809.

29. Skalny A V, Simashkova N V, Klyushnik T P, et al. Hair toxic and essential trace elements in children with autism spectrum disorder[J]. Metabolic Brain Disease, 2017, 32(1): 195−202.

30. Wu L L, Mao S S, Lin X, et al. Evaluation of whole blood trace element levels in chinese children with autism spectrum disorder[J]. Biological Trace Element Research, 2019, 191(2): 269−275.

31. Swardfager W, Herrmann N, Mazereeuw G, et al. Zinc in depression: a meta-analysis[J]. Biological Psychiatry, 2013, 74(12): 872−878.

32. Grabrucker S, Jannetti L, Eckert M, et al. Zinc deficiency dysregulates the synaptic ProSAP/Shank scaffold and might contribute to autism spectrum disorders[J]. Brain, 2014, 137(Pt 1): 137−152.

33. Fiore M, Barone R, Copat C, et al. Metal and essential element levels in hair and association with autism severity[J]. Journal of Trace Elements in Medicine and Biology, 2020, 57: 126409.

34. Chehbani F, Gallello G, Brahim T, et al. The status of chemical elements in the blood plasma of children with autism spectrum disorder in Tunisia: a case-control study[J]. Environmental Science and Pollution Research International, 2020, 27(28): 35738−35749.

35. Lakshmi Priya M D, Geetha A. Level of trace elements (copper, zinc, magnesium and selenium) and toxic elements (lead and mercury) in the hair and nail of children with autism[J]. Biological Trace Element Research, 2011, 142(2): 148−158.

36. Skalny A V, Simashkova N V, Skalnaya A A, et al. Assessment of gender and age effects on serum and hair trace element levels in children with autism spectrum disorder[J]. Metabolic Brain Disease, 2017, 32(5): 1675−1684.

37. Zhou Q, Huang D, Xu C, et al. Hair levels of heavy metals and essential elements in Chinese children with autism spectrum disorder[J]. Journal of Trace Elements in Medicine and Biology, 2021, 66: 126748.

38. Bellinger D C. Very low lead exposures and children's neurodevelopment[J]. Current Opinion in Pediatrics, 2008, 20(2): 172−177.

39. Croonenberghs J, Bosmans E, Deboutte D, et al. Activation of the inflammatory response system in autism[J]. Neuropsychobiology, 2002, 45(1): 1−6.

40. El-Ansary A, Al-Ayadhi L. Neuroinflammation in autism spectrum disorders[J]. Journal of Neuroinflammation, 2012, 9: 265.

41. Morgan J T, Chana G, Pardo C A, et al. Microglial activation and increased microglial density observed in the dorsolateral prefrontal cortex in autism[J]. Biological Psychiatry, 2010, 68(4): 368−376.

42. Li X, Chauhan A, Sheikh A M, et al. Elevated immune response in the brain of autistic patients[J]. Journal of Neuroimmunology, 2009, 207(1−2): 111−116.

43. Xie J, Huang L, Li X, et al. Immunological cytokine profiling identifies TNF-alpha as a key molecule dysregulated in autistic children[J]. Oncotarget, 2017, 8(47): 82390−82398.

44. Hu C C, Xu X, Xiong G L, et al. Alterations in plasma cytokine levels in chinese children with autism spectrum disorder[J]. Autism Research, 2018, 11(7): 989−999.

45. Eftekharian M M, Ghafouri-Fard S, Noroozi R, et al. Cytokine profile in autistic patients[J]. Cytokine, 2018, 108: 120−126.

46. Goines P E, Croen L A, Braunschweig D, et al. Increased midgestational IFN-gamma, IL−4 and IL−5 in women bearing a child with autism: A case-control study[J]. Molecular Autism, 2011, 2: 13.

47. Ashwood P, Krakowiak P, Hertz-Picciotto I, et al. Elevated plasma cytokines in autism spectrum disorders provide evidence of immune dysfunction and are associated with impaired behavioral outcome[J]. Brain, Behavior, and Immunity, 2011, 25(1): 40−45.

48. Ashwood P, Enstrom A, Krakowiak P, et al. Decreased transforming growth factor beta1 in autism: a potential link between immune dysregulation and impairment in clinical behavioral outcomes[J]. Journal of Neuroimmunology, 2008, 204(1−2): 149−153.

49. Ashwood P, Krakowiak P, Hertz-Picciotto I, et al. Associations of impaired behaviors with elevated plasma chemokines in autism spectrum disorders[J]. Journal of Neuroimmunology, 2011, 232(1−2): 196−199.

50. Inga Jacome M C, Morales Chacon L M, Vera Cuesta H, et al. Peripheral inflammatory markers contributing to comorbidities in autism[J]. Behavioral Sciences (Basel), 2016, 6(4): 29.

51. Alabdali A, Al-Ayadhi L, El-Ansary A. Association of social and cognitive impairment and biomarkers in autism spectrum disorders[J]. Journal of Neuroinflammation, 2014, 11: 4.

52. Gabriele S, Sacco R, Persico A M. Blood serotonin levels in autism spectrum disorder: a systematic review and meta-analysis[J]. European Neuropsychopharmacology, 2014, 24(6): 919−929.

53. Kaluzna-Czaplinska J, Socha E, Rynkowski J. Determination of homovanillic acid and vanillylmandelic acid in urine of autistic children by gas chromatography/mass spectrometry[J]. Medical Science Monitor, 2010, 16(9): CR445−450.

54. Toda Y, Mori K, Hashimoto T, et al. Administration of secretin for autism alters dopamine metabolism in the central nervous system[J]. Brain and Development, 2006, 28(2): 99−103.

55. Strati F, Cavalieri D, Albanese D, et al. New evidences on the altered gut microbiota in autism spectrum disorders[J]. Microbiome, 2017, 5(1): 24.

56. Tomova A, Husarova V, Lakatosova S, et al. Gastrointestinal microbiota in children with autism in Slovakia[J]. Physiology and Behavior, 2015, 138: 179−187.

57. Kong X, Liu J, Cetinbas M, et al. New and preliminary evidence on altered oral and gut microbiota in individuals with autism spectrum disorder (ASD): Implications for ASD Diagnosis and Subtyping Based on Microbial Biomarkers[J]. Nutrients, 2019, 11(9): 2128.

58. Finegold S M, Dowd S E, Gontcharova V, et al. Pyrosequencing study of fecal microflora of autistic and control children[J]. Anaerobe, 2010, 16(4): 444−453.

59. De Angelis M, Piccolo M, Vannini L, et al. Fecal microbiota and metabolome of children with autism and pervasive developmental disorder not otherwise specified[J]. PLoS One, 2013, 8(10): e76993.

60. Liu F, Li J, Wu F, et al. Altered composition and function of intestinal microbiota in autism spectrum disorders: a systematic review[J]. Transl Psychiatry, 2019, 9(1): 43.

61. Song Y, Liu C, Finegold S M. Real-time PCR quantitation of clostridia in feces of autistic children[J]. Applied and Environmental Microbiology, 2004, 70(11): 6459−6465.

62. Parracho H M, Bingham M O, Gibson G R, et al. Differences between the gut microflora of children with autistic spectrum disorders and that of healthy children[J]. Journal of Medical Microbiology, 2005, 54(Pt 10): 987−991.

63. Zou R, Xu F, Wang Y, et al. Changes in the gut microbiota of children with autism spectrum disorder[J]. Autism Research, 2020, 13(9): 1614−1625.

64. Iovene M R, Bombace F, Maresca R, et al. Intestinal dysbiosis and yeast isolation in stool of subjects with autism spectrum disorders[J]. Mycopathologia, 2017, 182(3−4): 349−363.

65. Tick B, Bolton P, Happe F, et al. Heritability of autism spectrum disorders: a meta-analysis of twin studies[J]. Journal of Child Psychology and Psychiatry and Allied Disciplines, 2016, 57(5): 585−595.

66. Hallmayer J, Cleveland S, Torres A, et al. Genetic heritability and shared environmental factors among twin pairs with autism[J]. Archives of General Psychiatry, 2011, 68(11): 1095−1102.

67. Ozonoff S, Young G S, Carter A, et al. Recurrence risk for autism spectrum disorders: a Baby Siblings Research Consortium study[J]. Pediatrics, 2011, 128(3): e488−495.

68. De Rubeis S, He X, Goldberg A P, et al. Synaptic, transcriptional and chromatin genes disrupted in autism[J]. Nature, 2014, 515(7526): 209−215.

69. Iossifov I, O'Roak B J, Sanders S J, et al. The contribution of de novo coding mutations to autism spectrum disorder[J]. Nature, 2014, 515(7526): 216−221.

70. Sanders S J, He X, Willsey A J, et al. Insights into autism spectrum disorder genomic architecture and biology from 71 risk loci[J]. Neuron, 2015, 87(6): 1215−1233.

71. Herringshaw A J, Ammons C J, DeRamus T P, et al. Hemispheric differences in language processing in autism spectrum disorders: A meta-analysis of neuroimaging studies[J]. Autism Research, 2016, 9(10): 1046−1057.

72. Sebat J, Lakshmi B, Malhotra D, et al. Strong association of de novo copy number mutations with autism[J]. Science, 2007, 316(5823): 445−449.

73. Bernier R, Golzio C, Xiong B, et al. Disruptive CHD8 mutations define a subtype of autism early in development[J]. Cell, 2014, 158(2): 263−276.

74. Schiele M A, Domschke K. Epigenetics at the crossroads between genes, environment and resilience in anxiety disorders[J]. Genes, Brain, and Behavior, 2018, 17(3): e12423.

75. Tahiliani M, Koh K P, Shen Y, et al. Conversion of 5-methylcytosine to 5-hydroxymethylcytosine in mammalian DNA by MLL partner TET1[J]. Science, 2009, 324(5929): 930−935.

76. Gupta S, Kim S Y, Artis S, et al. Histone methylation regulates memory formation[J]. Journal of Neuroscience, 2010, 30(10): 3589−3599.

77. Fregeac J, Colleaux L, Nguyen L S. The emerging roles of MicroRNAs in autism spectrum disorders[J]. Neuroscience and Biobehavioral Reviews, 2016, 71: 729−738.

78. Scassellati C, Bonvicini C, Benussi L, et al. Neurodevelopmental disorders: metallomics studies for the identification of potential biomarkers associated to diagnosis and treatment[J]. Journal of Trace Elements in Medicine and Biology, 2020, 60: 126499.

79. Benarroch E E. Brain iron homeostasis and neurodegenerative disease[J]. Neurology, 2009,

72(16): 1436−1440.

80. Sussulini A, Hauser-Davis R A. Metallomics applied to the study of neurodegenerative and mental diseases[J]. Advances in Experimental Medicine and Biology, 2018, 1055: 21−37.

81. Baecker T, Mangus K, Pfaender S, et al. Loss of COMMD1 and copper overload disrupt zinc homeostasis and influence an autism-associated pathway at glutamatergic synapses[J]. Biometals, 2014, 27(4): 715−730.

82. Geschwind D H, Levitt P. Autism spectrum disorders: developmental disconnection syndromes[J]. Current Opinion in Neurobiology, 2007, 17(1): 103−111.

83. Rodriguez J I, Kern J K. Evidence of microglial activation in autism and its possible role in brain underconnectivity[J]. Neuron Glia Biology, 2011, 7(2−4): 205−213.

84. Goel A, Aschner M. The effect of lead exposure on autism development[J]. International Journal of Molecular Sciences, 2021, 22(4): 1637.

85. Blatt G J, Fatemi S H. Alterations in GABAergic biomarkers in the autism brain: research findings and clinical implications[J]. Anatomical Record (Hoboken), 2011, 294(10): 1646−1652.

86. Hammock E, Veenstra-VanderWeele J, Yan Z, et al. Examining autism spectrum disorders by biomarkers: example from the oxytocin and serotonin systems[J]. Journal of the American Academy of Child and Adolescent Psychiatry, 2012, 51(7): 712−721. e1.

87. Anderson G M, Hertzig M E, McBride P A. Brief report: Platelet-poor plasma serotonin in autism[J]. Journal of Autism and Developmental Disorders, 2012, 42(7): 1510−1514.

88. Blatt G J. The neuropathology of autism[J]. Scientifica (Cairo), 2012, 2012: 703675.

89. Rubenstein J L, Merzenich M M. Model of autism: increased ratio of excitation/inhibition in key neural systems[J]. Genes, Brain, and Behavior, 2003, 2(5): 255−267.

90. Meneses A. 5−HT systems: emergent targets for memory formation and memory alterations[J]. Reviews in the Neurosciences, 2013, 24(6): 629−664.

91. Sharon G, Cruz N J, Kang D W, et al. Human gut microbiota from autism spectrum disorder promote behavioral symptoms in mice[J]. Cell, 2019, 177(6): 1600−1618. e1617.

92. Arslanova A, Tarasova A, Alexandrova A, et al. Protective effects of probiotics on cognitive and motor functions, anxiety level, visceral sensitivity, oxidative stress and microbiota in mice with antibiotic-induced dysbiosis[J]. Life (Basel), 2021, 11(8): 764.

93. Kang D W, Park J G, Ilhan Z E, et al. Reduced incidence of prevotella and other fermenters in intestinal microflora of autistic children[J]. PloS One, 2013, 8(7): e68322.

94. Xia Y, Hu H Z, Liu S, et al. Clostridium difficile toxin A excites enteric neurones and suppresses sympathetic neurotransmission in the guinea pig[J]. Gut, 2000, 46(4): 481−486.

95. Wang L, Christophersen C T, Sorich M J, et al. Low relative abundances of the mucolytic bacterium Akkermansia muciniphila and Bifidobacterium spp. in feces of children with autism[J]. Applied and Environmental Microbiology, 2011, 77(18): 6718−6721.

96. Wang L, Christophersen C T, Sorich M J, et al. Elevated fecal short chain fatty acid and ammonia concentrations in children with autism spectrum disorder[J]. Digestive Diseases and Sciences, 2012, 57(8): 2096−2102.

97. Sandler R H, Finegold S M, Bolte E R, et al. Short-term benefit from oral vancomycin treatment of regressive-onset autism[J]. Journal of Child Neurology, 2000, 15(7): 429−435.

98. Landrith T, Li B, Cass A A, et al. Splicing profile by capture RNA-seq identifies pathogenic germline variants in tumor suppressor genes[J]. NPJ Precision Oncology, 2020, 4: 4.

99. Kimura R, Nakata M, Funabiki Y, et al. An epigenetic biomarker for adult high-functioning autism spectrum disorder[J]. Scientific Reports, 2019, 9(1): 13662.

100. Skalny A V, Simashkova N V, Klyushnik T P, et al. Analysis of hair trace elements in children with autism spectrum disorders and communication disorders[J]. Biological Trace Element Research, 2017, 177(2): 215−223.

101. Zimmerman A W, Jyonouchi H, Comi A M, et al. Cerebrospinal fluid and serum markers of inflammation in autism[J]. Pediatric Neurology, 2005, 33(3): 195−201.

102. Tejaswini Y R S N, Sharma B, Paruchuru L B. Patenting trends in diagnostic and treatment strategies of autism spectrum disorders[J]. World Patent Information, 2017, 48: 52−60.

103. James B J, Gales M A, Gales B J. Bumetanide for autism spectrum disorder in children: a review of randomized controlled trials[J]. Annals of Pharmacotherapy, 2019, 53(5): 537−544.

104. Price J. Cell therapy approaches to autism: a review of clinical trial data[J]. Molecular Autism, 2020, 11(1): 37.

第二章

精神分裂症
实验室检测研究前沿

- 概述
- 精神分裂症实验室检测标志物
- 精神分裂症实验室相关标志物检测流程
- 精神分裂症实验室检测研究展望

第一节 概述

一、精神分裂症概述

精神分裂症是一种慢性的使人衰弱的精神卫生疾病，以持续的或反复发作的精神症状为特点。精神分裂症的主要临床表现包括幻觉、妄想、缺乏条理的思考[1]，患者在临床上往往表现为症状各异的综合征，涉及感知觉、思维、情感和行为等多方面的障碍及精神活动的不协调。

鉴定精神分裂症的书面文件可以追溯到古埃及法老时代（约公元前2000年）。瑞士精神病学家尤金布鲁勒在1911年创造了"精神分裂症"这个术语。精神分裂症的终身患病率为0.3%～0.7%[2]，主要影响青少年和年轻成人，男性的发病率高于女性（男女比例约为1.4∶1）[3]。其他的患病风险因素包括：父亲高龄、围产期事件、怀孕中期发生流感或其他感染、春季出生、药物滥用等[4-6]。精神分裂症常起病于成年早期，其明显的功能损害和慢性化的病程对医疗资源的消耗、患者本人及家属的劳动生产力损失巨大。在发达国家，因精神分裂症导致的直接花费占全部卫生资源花费的1.4%～2.8%，约占所有精神卫生疾病花费的20%。[7]

在精神分裂症的发病机制方面，精神分裂症的发病与遗传、神经发育和生化、心理社会因素有关。在遗传方面，与患者血缘关系越近、亲属中患病的人数越多，则遗传风险越大。染色体连锁位点及多个基因如α-7烟碱受体、精神分裂症1断裂（disrupted in schizophrenia 1，DISC1）基因、代谢型谷氨酸受体3（glutamate receptor metabotropic 3，GRM3）基因，儿茶酚氧位甲基转移酶（catechol-O-methyltransferase，COMT）基因，G蛋白信号调节因子（regulator of G-protein signaling，RGS4）基因

及 *D*- 氨基酸氧化酶激动剂（*D*-amino acid oxidase activator，DAOA）基因被认为和发病有关。在神经发育方面，某些神经发育危险因素（妊娠期与出生时的并发症、怀孕期间暴露于流感病毒、母爱剥夺、Rhesus（Rh）因子不相容、冬季出生等）和遗传因素存在相互作用，在胚胎期大脑发育过程中出现了某种神经病理改变，主要是新皮质形成期神经细胞出现了紊乱，导致心理整合功能异常。在神经生化方面，精神分裂症与神经递质（如多巴胺、5–HT、谷氨酸、GABA）有关。最后，在心理、社会因素方面，心理、社会因素可以促使精神分裂症的发生，但并不能决定疾病的病程和结局。常见的心理、社会因素包括文化、职业、社会阶层、移民、孕期饥饿、社会隔离与心理社会应激事件等。

精神分裂症需要终身治疗，治疗主要包括药物治疗和社会心理治疗，在某些情况下，可能需要住院治疗。药物是精神分裂症治疗的基石，而抗精神病药物是最常用的处方药物。这类药物可以通过影响大脑神经递质（多巴胺）来控制症状。精神科医生可能会随着时间的推移尝试使用不同的药物、不同的剂量或组合来达到预期的效果。其他药物也有帮助，如抗抑郁药或抗焦虑药。用药途径包括注射，因为精神分裂症患者可能不愿意服用相关药物。精神分裂症患者的药效评估和药物选择面临一些现实问题。一方面，可能需要几个星期才能注意到症状的改善；另一方面，药物可能会产生严重的副作用，且患者是否愿意配合治疗可能影响药物选择。

在精神分裂症的预防方面，包括：①遗传高危群体易感性的鉴定；②疾病发作的预防。疾病预防涉及临床、社会、神经心理学测试，以及脑功能检查、分子生物学检查和其他实验室检查。目前公认的精神分裂症的前兆在青少年时期很明显。就此可以利用这些前兆来识别有患病风险的个体，并通过一些早期干预技术来防止精神分裂症高易感性人群发展为疾病患者。精神分裂症的预防工作分为三个层次：①初级预防，即在发病前实施；②二级预防，即在精神分裂症被确诊后，但在造成痛苦和残疾之前进行的预防；③三级预防，即在经历过痛苦或残疾后实施，以防止进一步恶化[8]。

精神分裂症的症状特点是思维、观点、情绪、语言、自我意识和行为出现扭曲。常见症状包括幻觉（幻听或看到不存在的事物）及妄想（坚定持有的错误信念）。精神分裂症与大量躯体残疾相关，精神分裂症患者患心血管疾病、其他躯体疾病，以及非正常死亡的风险均高于社区普通人群。精神分裂症还可能影响教育效果和职业表现，患者及其家庭成员更容易招致污名、遭受歧视和侵犯[9, 10]。

二、精神分裂症临床诊断和实验室检测概述

1. 临床诊断

就临床诊断而言，精神分裂症是一系列病因、临床表现、治疗反应及病程不同的疾病。精神分裂症的临床表现涉及感知、思维、情感、认知和行为方面的异常，这些表现在不同的患者、疾病不同时期会有不同。目前，精神分裂症的临床诊断主要依赖于 DSM-5 或 ICD-10。对于精神分裂症来说，是否存在特定的一级阳性症状（包括幻听，思想撤回、插入或中断，思维传播，身体幻觉，妄想性知觉、感觉或行动受外界控制）对于疾病的临床诊断尤为重要[11]，同时，也不能忽略阴性症状（包括情感淡漠、动机缺乏、失语、快感缺乏）。虽然阴性症状在急性发作期没有阳性症状那样明显，但它们反映了情感表达的缺失，以及动机和行为活动的减少[12]。

（1）DSM-5。DSM-5 将精神分裂症主要症状归为：①妄想；②幻觉；③言语紊乱（例如，频繁地思维脱轨或联想松弛）；④明显紊乱的或紧张症的行为；⑤阴性症状（即情感淡漠、动机缺乏、失语、快感缺乏）。DSM-5 提出的判断标准为：①②③中有两项，或①②③中有一项且④⑤

中有一项持续发作1～6个月，同时排除其他相关精神卫生疾病、躯体疾病。疾病严重程度则根据每项症状的严重程度进行评估。精神分裂症的精神病性特征通常出现于青少年晚期到35岁之间，男性精神分裂症发作的第一个高峰期在20岁至25岁，而女性在近30岁。5%～6%的精神分裂症个体死于自杀，约20%的患者有一次以上的自杀企图，有自杀观念的比例更高。自杀行为有时是对伤害自己或他人的命令式幻觉的反应。精神分裂症与显著的社会和职业的功能失调有关。疾病所致的意志减退或其他表现常常损害患者的学业进展和就业维持，即便患者的认知功能本来能够应付这些任务。

（2）ICD-10。ICD-10指出，精神分裂症患者通常意识清晰、智能完好，但感到其最深层的思维、情感和行为被他人洞悉或共享，由此可产生解释性妄想，认为自然或超自然的力量往往以奇怪的方式在影响自己的思维和行为。患者可视他（或她）自己为周围发生的一切事件的核心。病程同样有很大的差异，部分病例的转归可以痊愈或近乎痊愈，在不同文化和人群中其比例可能不同。两性的患病率大致相等，但女性起病较晚。精神分裂症临床表现以相对稳定的、常为偏执性的妄想为主，往往伴有幻觉和知觉障碍。情感、意志和言语障碍及紧张症状并不突出。

精神分裂症是最常见的重性精神卫生疾病之一，但迄今为止，其本质特征尚未完全明了，临床诊断主要依据全面的病史材料和精神状况检查，缺乏特异的实验指标和病理生理体征。因此，其精准诊断和早期诊断仍面临着诸多挑战。尤其在疾病早期，更加缺乏特异性的临床和实验室指征。

2. 实验室检测

实验室检测涉及检测方法、检测标志物及其应用价值评估。其中，检测标志物是核心问题。目前临床业界高度关心的问题，是选择更具稳定性、客观性及特异性的生物标志物来辅助精神分裂症的诊断和鉴别诊断。

精神分裂症的候选生物标志物可以分为三大类：①稳定、持续存在的标志物，如遗传学标志物等；②与疾病发作和症状相关的标志物，如炎症标志物等；③提示治疗反应性的标志物，如药物基因组学标志物等。

事实上，针对精神分裂症的研究已经发现了大量的候选生物标志物。已有数百个标志物得到报道，这些标志物的生物学功能包括炎症或反应、细胞运动、脂质代谢、分子运输、细胞间信号转导、细胞生长和增殖、细胞死亡、组织形态、淋巴组织结构与发育、抗原呈递等。部分指标已在多中心研究中得到验证，如脑源性神经营养因子（brain-derived neurotrophic factor，BDNF）[13]、S100B [14]、催乳素 [15]、IL-6 [16]、瘦素 [17]、IL-1 受体拮抗剂 [18]、IL-8 和 IL-2 受体 α [19]。

迄今为止，在 DSM-5 的诊断标准中都没有纳入这些生物标志物，最主要的原因就是疾病的异质性。精神分裂症在遗传和非遗传因素方面存在广泛的差异性，在神经生物学、治疗反应、临床和功能结果方面也存在显著的异质性。单独的生物标志物因为假阳性和假阴性的比率较高，往往不能作为精神分裂症的诊断工具。对此，部分研究已开始将多个标志物组合运用 [20]。

虽然缺乏单独用于精神分裂症诊断的生物标志物，但当前研究中的候选标志物检测是很有意义的，它有望阐明精神分裂症的病理生理机制，帮助识别和描述精神分裂症的阶段，可能为新的治疗方法提供有价值的线索。生物标志物有助于揭示精神分裂症的神经生物学，并有助于阐明这些症状的多重神经生物学基础。虽然尚需时日，但未来将一系列临床体征和症状与验证性的实验室测试相结合来进行精神分裂症的临床诊断，当是必由之路。

本章内容围绕协助精神分裂症的临床诊断和预后判断界定适用的实验室标志物，并制定出实验室检测流程。希望通过全面总结当前已有的生物标志物和检测方法，激发更多的临床研究，从而不断改善针对精神分裂症的诊断工具和技术。

第二节 精神分裂症实验室检测标志物

在精神分裂症临床诊断的候选生物标志物方面，主要包括遗传学、炎症、神经递质、外周蛋白、肠道微生物群、药物基因组学标志物（表 2-1）。

表 2-1 与精神分裂症相关的遗传学、炎症、神经递质、外周蛋白、肠道微生物群及药物基因组学标志物的研究证据

标志物类型	在精神分裂症中的变化	参考文献
遗传学标志物	精神分裂症相关的 CNV：22q11.2 处缺失，17q12 处缺失，16p11.2 处重复，15q11.2 处缺失	[21, 22]
	精神分裂症相关的 SNP： ＞100 个位点（GWAS）包括位于 MHC 区域内的及 miR137、ZNF804a、NRGN、TCF4 的位点 中国人群：4 个新位点分别位于染色体 3p21.31、6q21、6q27、7q31.1 上	[23-25] [26]
	与临床表现相关的位点 　　HNF4G：注意 / 警觉 　　NDUFS4：言语记忆 　　HDAC9：推理 / 问题解决能力 　　ANK3：认知功能下降、工作记忆、言语记忆、注意力 　　NRGN：情景记忆和工作记忆 　　NRG1：认知功能受损 　　GRM5：认知功能下降 　　DTNBP1：注意、警觉、记忆、处理速度 　　5-HT2A：持续注意力缺陷 　　DβH：认知功能受损（中国人群）	[27-35]
	与脑结构改变相关的位点 　　CACNA1C：灰质体积改变 　　NRGN：灰质体积改变，脑容量改变 　　TCF4：灰质体积改变 　　ZNF804A：灰质体积改变，白质完整性 　　ANK3：白质完整性，脑结构改变，广泛性的皮质萎缩相关 　　GRM5：右侧海马体减小	[28, 30, 31]

（续表）

标志物类型	在精神分裂症中的变化	参考文献
遗传学 标志物	与致病机理相关的位点 　ANK3：执行任务时脑区激活 　CACNA1C：执行任务时脑区激活 / 脑功能连接 　DGKH：执行任务时脑区激活 　NRGN：执行任务时脑区激活，脑发育、记忆、认知的通路 　ZNF804A：执行任务时脑区激活 / 脑功能连接 　MIR137：调节突触可塑性 　TCF4：脑发育、记忆、认知的通路 　COMT：额叶前部的多巴胺分解代谢	[28, 36– 39]
	精神分裂症相关的 DNA 甲基化 　RELN、GAD1（脑内） 　HTR1A（外周血） 　C17orf63、THAP1、KCNQ4（中国人群 / 外周血）	[40, 41] [42] [43]
	精神分裂症相关的 miRNA：miR-328、miR-17-5p、miR-134、miR-652、miR-382、miR-107（脑内） miR-181b-5p、miR-21-5p、miR-195-5p、miR-137、miR-346、miR-341-5p（外周血单个核细胞）	[44, 45]
炎症 标志物	尸检研究：IL-1α、IFN-γ-IP-10 ↓；IFN-α ↑	[46]
	CRP：↑，与精神分裂症的严重程度和认知功能相关	[47–49]
	血液：IL-1RA、IL-6、IL-7、IL-8、IL-9、IL-10、IL-13、IFN-γ、嗜酸性粒细胞趋化因子 -1、GM-CSF、MCP-1、PDGF-B、MIP-1α、MIP-1β、VEGF-A、RANTES ↑；基线 IL-6 水平可能成为预测疾病预后的标志物 脑脊液：IL-6、IL-8 ↑	[50–52]
	与病理机制相关 　血浆中 KYN 的水平与 IL-1β、PANSS 呈正相关 　IL-6 及 TNF-α ↑与犬尿酸代谢通路相关	[53, 54]
	与药物疗效相关 　IL-1β、IL-6、TGF-β↑，在用抗精神药物治疗后恢复正常 　急性恶化期 IL-12、IFN-γ、TNF-α、sIL-2R ↑并不会因为抗精神药物的治疗而得到逆转	[55]
神经递质 标志物	基于 5-HT 理论（影像学和尸检研究除外） 　脑脊液 5-HIAA 水平：与谵妄和沮丧呈负相关，但是没有自杀倾向	[56, 57]
	基于多巴胺理论（除外影像学和尸检研究） 　HVA 脑脊液水平↓	[58]
	基于谷氨酸理论（除外影像学和尸检研究） 　血浆谷胱甘肽水平↓	[59]
	其他神经递质 　去甲肾上腺素↓（血清） 　去甲肾上腺素水平（夜尿）与工作记忆呈负相关	[60, 61]

（续表）

标志物类型	在精神分裂症中的变化	参考文献
外周蛋白标志物	NGF ↓（血清/血浆）	[62~65]
	BDNF ↓（外周血/血浆），与记忆相关 合并抑郁的患者比没有抑郁的患者血浆 BDNF ↓ BDNF 从临床前期到临床各期呈持续性变化 女性患者血浆内 BDNF 水平较男性患者显著升高	[65~69]
	高同型半胱氨酸血症发生率↑ Hcy ↑（血清中），与认知表现呈负相关，与 CDSS 呈正相关 Hcy 相关的 SNP 与精神分裂症相关联	[70~74]
	维生素 B_6 ↓（外周血/血清） 维生素 B_{12} ↑或↓（外周血/血清）	[75~78]
	G72 ↑（血清） G72 无显著性差异（脑脊液）	[79, 80]
肠道微生物群标志物	精神分裂症患者肠道细菌成分明显紊乱，微生物群多样性指数下降。	[81]
	提示疾病的风险以及发展到何种阶段 肠杆菌科↑时发病风险↑ γ 变形菌↑时发病风险↓ 毛螺菌科与慢性精神分裂症相关 肠道微生物群似乎可以区别精神分裂症的急性期和缓解期	[82~84]
	与症状相关的肠菌改变 疣微菌科与阴性症状的严重程度呈负相关 拟杆菌属与抑郁症状呈正相关 缺陷型精神分裂症与非缺陷型精神分裂症相比，其应答哈夫尼菌属、铜绿假单胞菌、摩氏摩根菌及肺炎克雷伯氏菌的 IgA 水平更高 应答假单胞菌的 IgA 水平，以及应答革兰氏阴性菌的 IgM 水平升高都强烈提示缺陷型精神分裂症	[85, 86]
	念珠菌 　白念珠菌血清阳性↑与阳性精神症状相关 　男性患者益生菌治疗后，白念珠菌抗体↓	[87]
药物基因组学标志物	基于专家共识的建议 　制定个体化治疗方案时，检测 CYP2D6 和 CYP2C19 基因多态性 　使用卡马西平治疗时，检测 HLA-A 和 HLA-B 　使用奥卡西平治疗时，检测 HLA-B 　使用苯妥英钠治疗时，检测 CYP2C9 和 HLA-B	[88]
	基于研究证据的建议 　使用氯氮平治疗时，检测多巴胺转运体基因多态性（rs2975226）（中国人群研究证据） 　使用氯氮平治疗时，检测 5-HT 能受体（2A、T102C、2C 和 6 型）的多态性 　使用 HTR2C 拮抗剂治疗时，检测 HTR2C 的基因多态性	[89~92]

注：MHC，主要组织相容性复合物，ZNF804a，锌指蛋白 804A；NRGN，神经颗粒素；TCF4，转录因

子 4；HNF4γ，肝细胞核因子 4γ；NDUFS4，NADH 脱氢酶 [泛醌] 铁硫蛋白 4；HDAC9，组蛋白去乙酰化酶 9；ANK3，锚蛋白 3；NRG1，神经调节蛋白 1；DTNBP1，肌营养结合蛋白 1；5-HT2A，5-羟色胺 2A；DbH，多巴胺 b 羟化酶；DGKH，diacylglycerol kinase eta；GAD1，谷氨酸脱羧酶 1；HTR1A，5-羟色胺 I 型受体；CRP，C- 反应蛋白；PDGF，血小板源性生长因子-B；MIP，巨噬细胞炎症蛋白；VEGF-A，血管内皮生长因子-A；KYN，犬尿氨酸；↑，升高；↓，降低。

一、遗传学标志物

精神分裂症有很强的遗传性，据估计其遗传率为 70%～80%[93]。一级亲属中有精神分裂症患者被认为是罹患精神分裂症最大的风险因素，超过 40% 的双胞胎患者的双胞胎兄弟姐妹也患有精神分裂症[94]。先前的研究表明，精神分裂症的遗传风险越高，认知功能越差[27]，同时，早发型病例比晚发型病例有更高比率、更大程度的细胞遗传学异常，以及罕见的结构变异[95]。

CNV 被认为是精神分裂症发作的风险因子，即精神分裂症患者在全基因组中有更多的 CNV[96]，虽然这种改变仅在 2%～3% 的精神分裂症患者中见到[97]。最常见的精神分裂症相关的 CNV 是在 22q11.2 染色体上的基因缺失，据估计，在精神分裂症中的发生率为 1%～2%[21]，常出现在早发型病例中（22q11.2 染色体上的基因缺失也被称为软腭-心-面综合征）[98]。此外，约 25% 带有这一基因缺失的成年人患有精神分裂症[99]，且这一缺失使得精神分裂症的终身患病率升至 30%[100]。因此，在 22q11.2 染色体上的基因缺失可能在疾病的发生发展过程中起着至关重要的作用。其他 CNV，如在 17q12 染色体上的基因缺失、在 16p11.2 染色体上的基因重复，以及在 15q11.2 染色体上的基因缺失，都曾被报道会增加精神分裂症的风险并伴发孤独症和智力低下[22]。

精神分裂症被认为是一种多基因效应共同作用的疾病。虽然单个基因位点在疾病发生过程中所起的效应相对较小，但这些位点与症状之间有更为明确的关联。大样本量 GWAS 发现了 100 多个与精神分裂症相关联的位点，包括位于主要组织相容性复合物（major histocompatibility complex，MHC）区域内的位点，以及miRNA137（microRNA 137，MIR137）、锌指蛋白804A（zinc finger protein 804A，ZNF804A）、神经颗粒素（neurogranin，NRGN）、转录因子4（transcription factor 4，TCF4）的位点[23-25]，这些位点所在的基因在人体免疫组织中高表达，尤其是B淋巴细胞谱系参与的获得性免疫，这表明了免疫系统与精神分裂症具有一定的关系[23]。

关于不同种族的基因变异，在一项大型研究中比较了东亚和欧洲人群，揭示了在这两个不同种族人群中存在着相似的与精神分裂症风险相关的基因突变[101]。在SNP这些位点上，不同种族中既有相同又有不同。例如，在对欧洲血统或欧洲及非洲混血人群的研究中揭示了以下与精神分裂症相关的SNP：TRIM26、CCDC68、TCG4、MIR137、DPYD-MIR137、PCGEM1、CSMD1、MMP16、CNNM2、NT5C2、STT3A、AMBRA1、DGKZ、CHRM4、MDK、ITIH3、ITIH3-ITIH4、AS3MT、钙离子通道亚基（CACNA1C和CACNB2）、HLA-C*01:02、HLA-DRB9、MHC区域的其他多个位点、SDCCAG8、C10orf26、NRGN、ZNF804A、ANK3、HNF4G、NDUFS4、HDAC9等[25, 37, 96, 102-107]。

在一项中国人群的研究中发现了4个新的位点，分别位于3p21.31、6q21、6q27、7q31.1上[26]。一项日本人群的研究结果支持精神分裂症是一个多基因风险的疾病[108]。其中一部分位点所在的基因与疾病的临床表现相关。例如，肝细胞核因子4γ（hepatocyte nuclear factor γ，HNF4γ）基因的rs830786位点与注意/警觉相关，NADH脱氢酶［泛醌］铁硫蛋白4［NADH dehydrogenase（ubiquinone）iron-sulfur protein 4，NDUFS4］基因附近的rs67017972位点与言语记忆相关，组蛋白去乙酰化酶9（histone deacetylase 9，HDAC9）基因的rs76872642位点与推理/问题解决能力密切相关[27]。此外，锚蛋白 3（ankyrin 3，ANK3）的突变与认知功能下降相关，尤其是风险等位基因 rs1938526 与工作记忆、言语记忆和注意力等有关[30]，而 NRGN 的突变与情景记忆和工作记忆都相关[28]。

　　研究提示，神经调节蛋白 1（neuregulin 1，NRG1）基因的 rs6994992 位点与精神分裂症患者认知功能受损的易感性显著相关[29]。编码代谢型谷氨酸受体 5（metabotropc glutamate receptor 5，mGluR5）的 GRM5 基因突变与精神分裂症患者认知功能下降有关[31]。此外，肌营养结合蛋白 1（dystrobrevin binding protein 1，DTNBP1）基因的 SNP 与精神分裂症的多种认知域下降有关，包括注意、警觉、记忆、处理速度等[32, 33]。

　　神经递质系统相关基因也被发现与精神分裂症认知功能下降有关。对首次发作患者的研究表明，5-羟色胺 2A（5-HT2A）受体基因多态性可能与患者持续注意力缺陷有关[34]。在中国人群中，多巴胺 β 羟化酶（dopamine beta hydroxylase，DβH）基因多态性影响 DβH 酶的活性，继而影响精神分裂症患者的某些认知功能[35]。

　　另一些位点与脑结构的改变相关。CACNALC、NRGN、TCF4 和 ZNF804A 的基因突变与灰质体积改变相关，而 ANK3、ZNF804A 的突变与脑结构的改变及白质的完整性相关。NRGN 基因突变与脑容量改变相关[28]。ANK3 风险等位基因 rs1938526 与首次发作患者广泛性的皮质萎缩相关[30]，GRM5 基因变异导致右侧海马体减少而不影响 mGluR5 的蛋白表达[31]。

　　研究认为，一些位点与潜在的致病机理相关，例如，ANK3、钙离子通道亚基 CACNA1C、二酰基甘油激酶（diacylglycerol kinase eta，DGKH）、NRGN、ZNF804A 都与脑区激活相关，而钙离子通道亚基 CACNA1C 和 ZNF804A 还与脑功能连接相关[28]。miR137 在调节突触可塑性方面起了至关重要的作用[36]，它的目标基因包括一些 GWAS 找到的精神分裂症相关基因[109, 110]。

编码免疫相关基因的 MHC 区域与精神分裂症的易感性相关，其中 NRGN、TCF4 等基因突变被报道干扰脑发育、记忆、认知的通路[37, 38]。多巴胺主要降解酶 COMT 的 VAL 等位基因表达量与轻度升高精神分裂症的风险相关，可能的机制包括增加额叶前部的多巴胺分解代谢，以及扰乱额叶前部的认知和生理功能[39]。同时，这些基因位点可能出现在特定的神经细胞中。例如，单细胞 RNA 测序揭示了大多数变异都出现在锥体神经细胞、中型多棘神经元及特定中间神经元中，而在神经胶质细胞中很少[111]，这可能提示它们在精神分裂症致病机理上的特定作用。

有趣的是，精神分裂症与其他精神卫生疾病共有一些相同的基因突变作为风险基因，其中，精神分裂症与双相情感障碍共有的单核苷酸多态性最多，其次是重度抑郁障碍（major depressive disorders，MDD）[112]，提示这些疾病中存在着共同的致病机理。

研究认为，精神分裂症的危险因素还应该包括与表观遗传调节基因表达相关的环境因素。先前对精神分裂症的表观遗传学研究主要集中在神经递质方面，如 GABA、谷氨酸、5-HT、多巴胺等，通过对不同样本（脑组织、全血、唾液）的分析研究发现了多个候选基因[113]。在精神分裂症患者的脑内发现了 GABA 生成通路上的 RELN 和谷氨酸脱羧酶 1（glutamate decarboxylase 1，GAD1）的 DNA 甲基化[40, 41]，而患者的血液中则发现了 5-羟色胺 I 型受体（5-HT receptor 1A，HTR1A）的 DNA 甲基化[42]。一项研究表明，在中国人群中最显著的甲基化位点针对的是 CL7ORF63、THAP1 和 KCNQ4 这些基因[43]。

除 DNA 甲基化以外，通过尸检研究在精神分裂症患者脑内还发现了 miRNA 表达的改变[114]。在患者脑内发现的增加的 miRNA 包括 miR-328、miR-17-5p、miR-134、miR652、miR-382、miR-107[44]。对患者外周血单个核细胞的 Meta 分析研究发现，miR-181b-5p、miR-21-5p、miR-195-5p、miR-137、miR-346、miR-341-5p 对精神分裂症的诊断具有较好的灵敏度和特异性[45]。

二、炎症标志物

炎症被认为在精神分裂症的发病机制中起着重要的作用。尸检研究发现，精神分裂症患者脑内颞上回存在 IL-1α 和 IFN-γ-IP-10 的表达降低，以及 IFN-α 的表达升高[46]。这为炎症标志物与疾病的关联提供了一个直接证据。已在不同的生物样本（包括外周血和脑脊液）中检测了多种炎症标志物。假以时日，或可找到特异性和灵敏度较高的适用于精神分裂症诊断的炎症标志物。

研究发现，C-反应蛋白（C-reactive protein，CRP）不仅在精神分裂症发病时升高，也与疾病的严重程度相关[47, 48]。这一说法为将 CRP 检测用于精神分裂症的病程观察和疗效判断提供了基本依据。Meta 分析表明，CRP 与精神分裂症患者的认知功能显著相关[49]。在患者的血液中，IL-1RA、IL-6、IL-7、IL-8、IL-9、IL-10、IL-13、IFN-γ、嗜酸性粒细胞趋化因子-1（eotaxin-1）、GM-CSF、MCP-1（也称 CCL2）、血小板源性生长因子-B（platelet-derived growth factor-B，PDGF-B）、巨噬细胞炎症蛋白（macrophage inflammatory protein，MIP-1α，MIP-1β）、血管内皮生长因子-A（vascular endothelial growth factor-A，VEGF-A）以及 RANTES（也称 CCL5）的水平升高[50]。

在精神分裂症患者的脑脊液中，发现 IL-6 和 IL-8 水平升高[51]。这些炎症标志物可能成为预测疾病预后的标志物。研究发现基线 IL-6 水平越高，在 3 个月、6 个月时的阴阳性症状评分（PANSS）的分数（包括总分和亚评分），以及在 3 个月时的阴性亚评分降幅越大[52]。在精神分裂症患者的血液和脑脊液中还观察到 Th1 和 Th2 的细胞因子失衡[115]。因此，这些炎症标志物或可成为潜在的预测疾病进展和表现的标志物。

炎症标志物可能与精神分裂症的病理机制直接相关。有研究者提出假设，炎症在精神分裂症中干扰了细胞内通路活动，包括代谢色氨酸（tryptophan，TRP）到犬尿氨酸（kynurenine，KYN）的通路。通过血浆中 KYN 的水平与 IL-1β、PANSS 呈正相关的观察结果使得这个假设得到了证据支持[53]，并且 IL-6 及 TNF-α 的升高与 KYN 代谢通路相关[54]。

重要的是，这些炎症标志物不仅能预测精神分裂症的疾病进展，而且能预测药物的疗效。Meta 分析显示，在疾病急性发作及首次发作的患者体内发现了 IL-1β、IL-6 及 TGF-β 的升高，在用抗精神病药物治疗后恢复正常[55]，而在急性恶化期 IL-12、IFN-γ、TNF-α、sIL-2R 的升高并不会因为抗精神药物的治疗而得到逆转[55]。因此，炎症标志物在疾病预后期是重要的生物标志物，为精神分裂症的疾病进展和治疗反应性提供监测工具。

除了上述这些炎症标志物的改变，自身免疫功能失调和母体 / 产前感染也被认为是精神分裂症的危险因素[116]。有精神分裂症一级亲属的患者，其父母、兄弟姐妹更可能有患有自身免疫性疾病[117]。自身免疫性疾病的病史将使精神分裂症的风险增加 29%[118]。先前的研究表明，系统性红斑狼疮、格雷夫斯病、溃疡性结肠炎及其他自身免疫性疾病都被发现在精神分裂症患者中风险增加[119, 120]。然而，也有研究显示，重要的自身免疫性疾病之一——类风湿性关节炎与精神分裂症之间却呈现了一个相反的联系[119, 121]。

三、神经递质标志物

精神分裂症的病理生理机制有三种主要的理论：5-HT、多巴胺理论、谷氨酸理论（NMDA 低活力）[122]。5-HT 理论提出 5-HT 或 5-HT2A 的活性升高导致精神分裂症。多巴胺理论提出多巴胺 D2 受体过度活跃引起多巴胺高活性，导致阳性症状，这也就进一步支持了所有抗精神病药都阻断 D2 受体[123]。谷氨酸理论则提出了天冬氨酸（*N*-methyl-*D*-aspartic acid receptor，NMDA）受体在前额叶皮质功能的减退[122]。

早期研究发现摄入 5-HT 抑制剂麦角酸酰二乙胺（LSD）会诱导幻觉，由此提出了 5-HT 的缺乏参与了精神分裂症病理机制的假设[122]。先前对首次发作未用药的精神分裂症患者的正电子发射计算机断层扫描（positron emission computed tomography，PET）研究揭示了在额叶皮质 5-HT2A 受体结合降低[124, 125]，并且在男性精神分裂症患者中 5-HT2A 受体的结合与阳性精神症状呈负相关[124]。因此，精神分裂症的机制可能更多与 5-HT 结合受体减少相关，而不是与 5-HT 的绝对含量减少相关。这一结论在尸检研究中得到证实，揭示了 5-HT 和 / 或其主要代谢产物 5- 羟基吲哚乙酸（5-hydroxyindole acetic acid，5-HIAA）在特定脑部区域的上升，虽然也有相反的结果报道[126]。同时，脑脊液中 5-HIAA 的水平被发现与瞻望和沮丧（由全面的精神病理评估表评估）呈负相关[56]，但是这一水平并不影响自杀倾向[57]。

早期的临床研究发现安非他命激发试验可诱导多巴胺释放的增加，并且伴随精神症状的加重[127]，服用抗精神病药物阻断多巴胺 D2 受体后前驱症状减轻[128]，提示多巴胺失调可能导致精神病的发展。这一理论在尸检研究中得到了进一步的验证，显示了精神分裂症患者脑内特定区域（包括纹状区、伏隔核及尾状核）多巴胺及其受体水平的升高[129]。然而，之后的影像学研究提示安非他命激发试验中多巴胺的下降不仅发生在纹状区，而且发生在背外侧前额叶皮层[130]。此外，精神分裂症患者多巴胺代谢产物 HVA 的脑脊液水平也比对照组低[58]。另有间接证据表明，多巴胺合成的限速酶酪氨酸羟化酶在精神分裂症患者的黑质纹状体中较正常对照组有更高的水平[131]。体内影像学分析揭示了在精神分裂症脑内的突触前多巴胺生成功能的显著性升高，且这种突触前多巴胺功能的改变在急性精神症状期比慢性期更持续[132, 133]。影像学研究还发现，早在疾病的前驱症状期，^{18}F-dopa 在纹状区的摄入就升高了，并且其升高程度与精神病理和神经病理损伤的严重程度相关[134]。

谷氨酸被认为在精神分裂症的病理生理中发挥重要作用。对磁共振质子波谱研究的 Meta 分析表明谷氨酸、谷氨酰胺、谷氨酸混合谷氨酰胺（Glx）在几个脑区域都显著性升高，包括基底节、丘脑、内侧颞叶[135]。相反地，独立的磁共振波谱（magnetic resonance spectroscopy，MRS）研究表明在稳定精神分裂症患者中谷胱甘肽-谷氨酸成分在前扣带回皮层的水平降低[136]。在外周，精神分裂症患者血浆谷胱甘肽水平降低，并且与MRS 评估的前扣带回皮层 Glx 水平呈正相关[59]。

在精神分裂症患者的血清中还发现了其他神经递质（如去甲肾上腺素）水平的降低[60]。在尿液样本中，夜尿中去甲肾上腺素水平与精神分裂症的工作记忆呈负相关[61]。或可通过检测夜尿中去甲肾上腺素水平进行精神分裂症的病程监测。

总体上，大多数针对神经递质的研究都是基于体内影像学的分析，或尸检脑组织，偶尔借助于脑脊液检测。用外周生物学标本特别是血液样本来检测神经递质的研究还不多。

四、外周蛋白标志物

多种外周蛋白都在精神分裂症中被检测过，包括 NGF、BDNF、同型半胱氨酸（homocysteine，Hcy）、B 族维生素和 G72。

NGF 是一种神经营养蛋白，调节多种生理功能。Meta 分析揭示了血清和血浆 NGF 水平在用药和未用药的精神分裂症患者中都降低，且与年龄、性别等人口统计学背景无关[62-64]，这一结果在另一项对未用药的首次发作的精神分裂症患者进行的研究中得到了证实[65]，提示 NGF 可成为一种稳定的精神分裂症生物标志物。即使在另一项研究中未发现精神分裂症患者的 NGF 水平与对照组存在显著性差异，但它仍与左前额叶、左中扣带回皮质及脑干等区域的灰质容量相关[137]。

BDNF 是脑内一种重要的神经营养因子。在对未用药的首次发作的精神分裂症病例进行的 Meta 分析中发现外周血 BDNF 水平降低[65]。独立试验也揭示了精神分裂症患者血浆中 BDNF 水平的降低，且 BDNF 水平与特定认知域（如记忆）相关[66]。此外，精神分裂症合并抑郁的患者呈现出比没有抑郁的患者更低的血浆 BDNF 水平，且两组都比对照组更低[67]，提示 BDNF 可能成为提示临床表现的潜在标志物。尤其值得一提的是，BDNF 可能存在从临床前期到临床各期的持续性变化，因为血清和血浆 BDNF 都在慢性精神分裂症患者中呈现最高水平，其次是在首次发作的患者体内，以及存在高危精神状态的个体体内，但无法提示疾病复发[68]，提示 BDNF 可能成为潜在的用于纵向比对的标志物，来预测从高危风险阶段发展成为精神分裂症现症的疾病进展过程。但在设定 BDNF 阈值的时候应该要谨慎，因为性别可能影响 BDNF 的水平，已有研究发现女性患者血浆内 BDNF 的水平较男性患者显著升高[69]。

Hcy 是蛋氨酸在代谢过程中产生的一种含硫氨基酸，异常升高的 Hcy 可造成中枢神经系统递质失衡（即抑制中枢多巴胺、去甲肾上腺素和 5-HT 等神经递质的合成），引发精神分裂症患者认知功能损害及阴性症状[138]。之前在中国汉族人群中的研究发现了精神分裂症患者体内存在高 Hcy 血症，其发生率超过对照组 2 倍之多[70]。另一项在波兰人群中的研究也发现了精神分裂症患者中存在类似的高 Hcy 血症的高发生率[71]。

血清高 Hcy 水平在首次发作的精神分裂症患者中就已经出现了[72]，其与认知表现呈负相关[71]，且与卡尔加里精神分裂症抑郁量表（Calgary depression scale for Schizophrenia，CDSS）呈正相关[73]。此外，一项日本人群的研究揭示了 Hcy 相关的 SNP 与精神分裂症的关联[74]。这些结果表明 Hcy 可能成为预测情绪和认知改变的一个方便可用的外周蛋白标志物。

维生素对机体的功能有重要作用。有研究显示与对照组相比，精神分裂症患者外周血中维生素 B_6 水平降低[75, 76]。这一结果在 Meta 分析中得到了进一步证实，即降低的血清维生素 B_6 水平与精神分裂症的风险相关[77]。因此，检测血中维生素 B_6 的水平可能成为预测精神分裂症风险的早期标志物。维生素 B_{12} 的结果在不同的文献报告中的一致性较差，既有文献认为精神分裂症患者的外周血中维生素 B_{12} 水平升高[75, 76]，也有研究发现精神分裂症患者外周血维生素 B_{12} 水平的降低[78]。可能需要更大样本例数的深入研究来揭示维生素 B_{12} 和精神分裂症的潜在关系。

G72 调节右旋氨基酸氧化酶（*D*-amino acid oxidase，DAAO）降解 *D*-丝氨酸，*D*-丝氨酸被认为参与了谷氨酸神经递质功能[80]。由机器学习构建的模型揭示了 G72 可能成为发现精神分裂症的潜在生物标志物[139]。这与先前的研究一致，即精神分裂症中血清 G72 水平显著升高[79]。然而，脑脊液中的 G72 水平却未发现显著性差别[80]。此外，对不同人群精神分裂症研究的 Meta 分析表明，右旋氨基酸氧化酶激活剂（*D*-amino acid oxidase activator，DAOA）的 SNP 与精神分裂症相关，如位点 rs778293 的 G- 等位基因见于亚洲精神分裂症人群[140]。

五、肠道微生物群标志物

精神分裂症患者肠道微生物成分明显紊乱，微生物群多样性指数下降[81]。研究发现精神分裂症患者存在更多的厌氧菌[141]。

在门的水平上，现有结果的一致性并不理想。有研究认为，16S rRNA 测序显示精神分裂症患者体内有更高丰度的变形菌门（Proteobacteria）[142]。但也有研究报道了变形菌门丰度降低的相反结果[85]。

在科的水平上，克里斯滕氏菌科（Christensenellaceae）、肠杆菌科（Enterobacteriaceae）、食物谷菌科（Victivallaceae）的相对丰度升高，而巴斯德菌科（Pasteurellaceae）、苏黎世杆菌科（Turicibacteraceae）、消化链球菌科（Peptostreptococcaceae）、韦荣球菌科（Veillonellaceae）、琥珀酸弧菌（Succinivibrionaceae）、产碱杆菌科（Alcaligenaceae）、肠球菌科（Enterococcaceae）、明串珠菌科（Leuconostocaceae）、红环菌科（Rhodocyclaceae）、理研菌科（Rikenellaceae）的相对丰度降低[143, 144]。

在属的水平上，α和β多样性在精神分裂症中都有所升高[141]。琥珀酸弧菌属（Succinivibrio）、巨球型菌属（Megasphaera）、柯林斯菌属（Collinsella）、克雷伯菌属（Klebsiella）、甲烷短杆菌属（Methanobrevibacter）、厌氧球菌属（Anaerococcus）的相对丰度显著升高；布劳特菌属（Blautia）、粪球菌属（Coprococcus）、罗斯菌属（Roseburia）、嗜血杆菌属（Haemophilus）、苏特氏菌属（Sutterella）和梭菌属（Clostridium）等则相对减少[85, 142]。

在种的水平上，阿克曼菌（Akkermansia muciniphila）、双歧杆菌（Bifidobacterium adolescentis）、产气荚膜梭菌（Clostridium perfringens）、加氏乳杆菌（Lactobacillus gasseri）、埃氏巨型球菌（Megasphaera elsdeniis）、拟球梭菌（Clostridium coccoides）的相对丰度升高，而双歧杆菌（Bifidobacterium spp.）、大肠杆菌（Escherichia coli）、乳酸杆菌（Lactobacillus spp.）的相对丰度降低[144, 145]。

肠道微生物群多样性的改变不仅可以提示精神分裂症的存在，也可以提示疾病的风险，以及发展到了何种阶段。例如，肠杆菌科

（Enterobacteriaceae）的升高可潜在增加精神分裂症的风险，而γ变形菌纲（Gammaproteobacteria）则使风险降低[82]。此外，毛螺旋菌科（Lachnospiraceae）与慢性精神分裂症相关[83]。此外，肠道微生物群似乎可以区别精神分裂症的急性期和缓解期[84]。

一些肠道微生物群与精神分裂症的临床症状相关联。例如，瘤胃菌科（Ruminococcaceae）与阴性症状的严重程度呈负相关，而拟杆菌属（*Bacteroides*）与抑郁症状呈正相关[85]。缺陷型精神分裂症与非缺陷型精神分裂症相比，其针对蜂房哈夫尼菌（*Hafnia alvei*）、铜绿假单胞菌（*Pseudomonas aeruginosa*）、摩氏摩根菌（*Morganella morganii*）及肺炎克雷伯菌（*Klebsiella pneumoniae*）的IgA水平更高，且更重要的是，针对假单胞菌（*Pseudomonas*）的IgA水平及革兰氏阴性菌的IgM水平升高都强烈提示缺陷型精神分裂症[86]。

除了肠道细菌的改变以外，念珠菌也被发现存在于精神分裂症中。精神分裂症患者中存在白念珠菌血清阳性且与阳性精神症状相关，而经过益生菌治疗后白色念珠菌抗体在男性患者中呈显著性下降[87]。

六、药物基因组学标志物

药物基因组学标志物对于精神分裂症的治疗至关重要。大多数作用于中枢神经系统的抗精神病药物主要是由CYP450酶代谢的，而基因多态性往往影响酶的代谢能力，继而影响药物疗效且增加副作用。最近发表的专家共识支持使用CYP2D6和CYP2C19等P450基因作为制定个体化治疗方案时的常规药物基因组学检测，并且提出当使用卡马西平治疗时需要检测人类白细胞抗原HLA-A和HLA-B[88]。此外，当使用奥卡西平时需要检测HLA-B，而当使用苯妥英钠时需要检测CYP2C9以及HLA-B[88]。

除了这些与治疗反应性相关的常见基因外，其他基因多态性对预测药物反应性也有着至关重要的作用。GWAS 研究揭示了多基因风险评分越高，治疗后症状就越严重，而多基因风险评分越低，治疗反应性就越好[146]。在一个中国人群的精神分裂症研究中发现，多巴胺转运体基因 rs2975226 多态性与氯氮平反应性相关[89]。此外，5-HT 能受体（2A、T102C、2C 和 6 型）的多态性都被认为与精神分裂症治疗中氯氮平的治疗反应性相关[90, 91]。研究也表明，HTR2C 的基因多态性与 HTR2C 拮抗剂的治疗效果相关[92]。

第三节　精神分裂症实验室相关标志物检测流程

一、辅助精神分裂症诊疗的实验室相关标志物检测流程

根据与精神分裂症相关的遗传学、炎症、神经递质、外周蛋白、肠道微生物群及药物基因组学标志物的研究证据（表 2-1），可以概括出辅助精神分裂症诊疗的实验室相关标志物检测流程（图 2-1）。

二、精神分裂症实验室检测需要注意的问题

1. 遗传学标志物

虽然精神分裂症有很强的遗传性，但是在运用这些遗传学标志物进行疾病诊断时仍需谨慎。CNV 属于大的变异，但是罕见，即使是最常见的疾病特异性的 CNV（22q11.2 染色体上的缺失），据估计在精神分裂症中的发生率也仅为 1%～2%。

通过 GWAS 发现了大量与精神分裂症相关的 SNP，然而，在将它们作为诊断的生物标志物前仍需要大量试验来验证。由于精神分裂症与双相情感障碍和重度抑郁障碍等其他精神卫生疾病具有遗传交叉性，因此这些

风险筛查

对象：存在精神分裂症风险的患者

样本：外周血、唾液

- 遗传学标志物

  CNV：22q11.2 缺失，17q12、15q11.2 缺失、16p11.2 重复

  SNV：3p21.31、6q21、6q27、7q31.1

  基于表观基因组关联分析精神分裂：DNA 甲基化、miRNA

实验室检测

对象：疑似精神分裂症的患者

样本：外周血、脑脊液、粪便

- 炎症标志物：IL-6、IL-10、IFN-γ、PDGF-B、MIP-1α、MIP-1β、VEGF-A、RANTES
- 神经递质标志物：5-HIAA、HVA、GSH、BDNF、HTR2C 及其基因
- 肠道微生物群标志物：多样性指数下降

临床评估

对象：确诊和治疗中的精神分裂症患者

样本：外周血、粪便

- 神经递质标志物：5-HIAA、HVA、GSH、BDNF
- 药物基因组学标志物：CYP2D6、CYP2C19、CYP2C9、HLA
- 炎症标志物：IL-1、IL-6、TGF-β、IL-12、IFN-γ、TNF-α、sIL-2R
- 肠道微生物群标志物：肠道微生物群组成和结构变化，多样性指数下降

随访评估

对象：治疗后的精神分裂症患者

样本：外周血、粪便

- 神经递质标志物：5-HIAA、HVA、GSH、BDNF
- 炎症标志物：基线 IL-6 水平
- 肠道微生物群标志物：肠道微生物群组成和结构变化

图 2-1　辅助精神分裂症诊疗的实验室相关标志物检测流程

遗传标志物很难做到鉴别诊断。如今，对于表观遗传学标志物的研究越来越多。特定的 DNA 甲基化位点及 miRNA 都被提出可以作为精神分裂症的潜在标志物。

2. 炎症标志物

炎症标志物可能在疾病进展、治疗反应性和药物疗效、疾病预后这三个方面成为精神分裂症实验室检测的重要生物标志物。与此同时，这些炎症标志物与疾病的致病机理相关，因此也可能成为致病机理相关研究可用的标志物。

3. 神经递质标志物

神经递质标志物可成为潜在的辅助诊断精神分裂症的生物标志物，但是目前对于神经递质的检测主要依赖影像学分析，这就限制了其在临床上的应用。

4. 外周蛋白标志物

外周蛋白标志物（如 NGF 和 BDNF）可成为稳定的用于纵向比对的潜在标志物，因为它们的改变不受人口统计学因素的影响且从临床前期到临床各期持续存在。此外，这些蛋白标志物还与精神分裂症的特定临床表现相关联，例如，同型半胱氨酸水平与认知表现呈负相关。

5. 肠道微生物群标志物

在多项研究中观察到肠道微生物组成及多样性的改变。因此，它不仅反映了疾病的存在，而且预示着疾病的风险和发展到了哪个阶段。此外，肠道微生物群在既往的研究中被用于鉴别疾病的急性期和缓解期，以及鉴别缺陷型和非缺陷型精神分裂症[147]。

6. 药物基因组学标志物

药物基因组学评估对于制定个体化的治疗方案至关重要，多基因风险评分越高，治疗后症状就越严重，而多基因风险评分越低，治疗反应性就越好。值得注意的是，多巴胺转运体基因多态性（rs2975226）被发现在中国人群中提示氯氮平的反应性，因此，可作为一个群体特异性标志物。

第四节　精神分裂症实验室检测研究展望

在未来的精神分裂症实验室检测的研究和应用中，需要围绕疾病诊断、治疗、预防各个方面，以生物标志物验证和应用为中心，确定最优化的实验技术和样本类型，以更准确及时地反映患者病程状况。

一、精神分裂症诊断的实验室研究

随着来自分子遗传学、认知科学或脑成像的新概念和新数据的出现，关于疾病起因和脑功能的新观点可能会在未来得到突破。将基因组学和神经回路连接起来，作为一系列表现型的"枢纽"——跨越目前的分类，加入精神分裂症、孤独症、双相情感障碍，以及各种形式的癫痫和智力障碍——可能是未来发展的一个标志。

目前，大多数的研究都是建立在体内影像学分析基础上，或使用尸检脑组织，偶尔运用脑脊液作为检测样本。用外周体液，尤其是血液为样本进行的研究极度缺乏。通过运用新发展的检测技术，如超灵敏 ELISA 技术 Simoa 及纳米生物技术等，使得将这些神经递质及其代谢产物的检测作为精神分裂症的生物标志物用于辅助临床诊断变得可能。

目前，仍需要进一步的研究来发现精神分裂症特定的标志物，以协助临床精准诊断和鉴别诊断疾病。同样，确定中国人群特定的遗传学标志物也极具吸引力。为精确检测这些遗传学标志物找到合适的方法及样本也是一项挑战。

二、精神分裂症治疗和监测的实验室研究

抗精神病药物是治疗精神分裂症的基石。然而，治疗效果在患者之间存在显著差异，只有约 1/3 的精神分裂症患者表现出良好的疗效。同时，药物代谢综合征等不良反应显著影响治疗依从性和预后。因此，迫切需要药物选择策略，并强化治疗监测和疗效评价。

精神分裂症急需治疗监测的另一个原因是，由于依从性差，74% 的精神分裂症患者在 1.5 年内停止用药，严重影响康复和预后。因此需要做基于精神病理学-神经心理学-神经影像学-遗传学-生理学-生物化学模型的个体内和个体间变异研究[148]。

建立个体化首选治疗预测模型，需要药物基因组学、神经影像学、表观遗传学、环境应激、神经认知、眼动、电生理学和神经生物化学等生物学指标的整合[149]。

此外，肠道微生物群变化是未来治疗监测的关注指标之一。对于肠道微生物群变化的研究存在数据均一性较差的问题，在今后的研究中，除了关注数据的横向分析外，也应该关注单个个体自身数据的纵向比对，从而更好地预测疾病的进展情况以及干预治疗的效果。

三、精神分裂症预防的实验室研究

尚没有确切的方法可以预防精神分裂症，但坚持治疗计划可以帮助预防症状的恶化或复发。此外，研究人员希望更多地了解精神分裂症的危险因素可能有助于更早地诊断和治疗。

虽然遗传风险因素在精神分裂症中起着至关重要的作用，但需要在特定人群中进行更大规模的临床试验来进行深入研究和验证。与精神分裂症的发病相关联的新位点仍在不断发现，并且在不同种族间既发现了相同的致病位点又发现了不同的位点。表观遗传学标志物，如 DNA 甲基化和

miRNA，也许能成为对疾病进展判断有用的生物标志物[150, 151]，但是不同研究中获得的结果不尽相同。因此，表观遗传学标志物用于精神分裂症发作风险评估，还需要更多的多中心研究。

.... **本章参考文献** ....

1. Owen M J, Sawa A, Mortensen P B. Schizophrenia[J]. Lancet, 2016, 388(10039): 86-97.

2. Javitt D C. Balancing therapeutic safety and efficacy to improve clinical and economic outcomes in schizophrenia: a clinical overview[J]. American Journal of Managed Care, 2014, 20(8 Suppl): S160-165.

3. McGrath J J. Variations in the incidence of schizophrenia: data versus dogma[J]. Schizophrenia Bulletin, 2006, 32(1): 195-197.

4. Torrey E F, Miller J, Rawlings R, et al. Seasonality of births in schizophrenia and bipolar disorder: a review of the literature[J]. Schizophrenia Research, 1997, 28(1): 1-38.

5. Brown A S, Hooton J, Schaefer C A, et al. Elevated maternal interleukin-8 levels and risk of schizophrenia in adult offspring[J]. American Journal of Psychiatry, 2004, 161(5): 889-895.

6. Thibaut F. Schizophrenia: An example of complex genetic disease[J]. World Journal of Biological Psychiatry, 2006, 7(4): 194-197.

7. Weber S, Scott J G, Chatterton M L. Healthcare costs and resource use associated with negative symptoms of schizophrenia: A systematic literature review[J]. Schizophrenia Research. 2022, 241: 251-259.

8. Tsuang M T, Stone W S, Auster T L. Prevention of schizophrenia[J]. Expert Review of Neurotherapeutics, 2010, 10(7): 1165-1174.

9. Hennekens C H, Hennekens A R, Hollar D, et al. Schizophrenia and increased risks of cardiovascular disease[J]. American Heart Journal, 2005, 150(6): 1115-1121.

10. Nielsen R E, Banner J, Jensen S E. Cardiovascular disease in patients with severe mental illness[J]. Nature Reviews Cardiology, 2021, 18(2): 136-145.

11. Soares-Weiser K, Maayan N, Bergman H, et al. First rank symptoms for schizophrenia[J]. Cochrane Database of Systematic Reviews, 2015, 1: CD010653.

12. Foussias G, Remington G. Negative symptoms in schizophrenia: avolition and Occam's razor[J]. Schizophrenia Bulletin, 2010, 36(2): 359-369.

13. Gören J L. Brain-derived neurotrophic factor and schizophrenia[J]. Ment Health Clin, 2016, 6(6): 285-288.

14. Yelmo-Cruz S, Morera-Fumero A L, Abreu-González P. S100B and schizophrenia[J].

Psychiatry and Clinical Neurosciences, 2013, 67(2): 67−75.

15. Meaney A M, O'Keane V. Prolactin and schizophrenia: clinical consequences of hyperprolactinaemia[J]. Life Sciences, 2002, 71(9): 979−992.

16. Zhou X, Tian B, Han H B. Serum interleukin-6 in schizophrenia: a system review and meta-analysis[J]. Cytokine, 2021, 141: 155441.

17. Chen V C, Chen C H, Chiu Y H, et al. Leptin/Adiponectin ratio as a potential biomarker for metabolic syndrome in patients with schizophrenia[J]. Psychoneuroendocrinology, 2018, 92: 34−40.

18. Sirota P, Meiman M, Herschko R, et al. Effect of neuroleptic administration on serum levels of soluble IL-2 receptor-alpha and IL-1 receptor antagonist in schizophrenic patients[J]. Psychiatry Research, 2005, 134(2): 151−159.

19. Dunjic-Kostic B, Jasovic-Gasic M, Ivkovic M, et al. Serum levels of interleukin-6 and tumor necrosis factor-alpha in exacerbation and remission phase of schizophrenia[J]. Psychiatr Danub, 2013, 25(1): 55−61.

20. Tao Y, Zheng F, Cui D, et al. A combination of three plasma bile acids as a putative biomarker for schizophrenia[J]. Acta Neuropsychiatrica. Officieel Wetenschappelijk Orgaan van Het IGBP (Interdisciplinair Genootschap voor Biologische Psychiatrie), 2021, 33(1): 51−54.

21. Murphy K C. Schizophrenia and velo-cardio-facial syndrome[J]. Lancet, 2002, 359(9304): 426−430.

22. Lowther C, Costain G, Baribeau D A, et al. Genomic disorders in psychiatry-what does the clinician need to know?[J]. Curr Psychiatry Rep, 2017, 19(11): 82.

23. Schizophrenia Working Group of the Psychiatric Genomics C. Biological insights from 108 schizophrenia-associated genetic loci[J]. Nature, 2014, 511(7510): 421−427.

24. Psychiatric GWAS Consortium Coordinating Committee, Cichon S, Craddock N, et al. Genomewide association studies: history, rationale, and prospects for psychiatric disorders[J]. American Journal of Psychiatry, 2009, 166(5): 540−556.

25. Schizophrenia Psychiatric Genome-Wide Association Study Consortium. Genome-wide association study identifies five new schizophrenia loci[J]. Nature Genetics, 2011, 43(10): 969−976.

26. Li Z, Chen J, Yu H, et al. Genome-wide association analysis identifies 30 new susceptibility loci for schizophrenia[J]. Nature Genetics, 2017, 49(11): 1576−1583.

27. Nakahara S, Medland S, Turner J A, et al. Polygenic risk score, genome-wide association, and gene set analyses of cognitive domain deficits in schizophrenia[J]. Schizophrenia Research, 2018, 201: 393−399.

28. Gurung R, Prata D P. What is the impact of genome-wide supported risk variants for schizophrenia and bipolar disorder on brain structure and function? A systematic review[J]. Psychological Medicine, 2015, 45(12): 2461−2480.

29. Cho Y, Ryu S, Huh I, et al. Effects of genetic variations in NRG1 on cognitive domains in

patients with schizophrenia and healthy individuals[J]. Psychiatric Genetics, 2015, 25(4): 147-154.

30. Cassidy C, Buchy L, Bodnar M, et al. Association of a risk allele of ANK3 with cognitive performance and cortical thickness in patients with first-episode psychosis[J]. Journal of Psychiatry and Neuroscience, 2014, 39(1): 31-39.

31. Matosin N, Newell K A, Quide Y, et al. Effects of common GRM5 genetic variants on cognition, hippocampal volume and mGluR5 protein levels in schizophrenia[J]. Brain Imaging and Behavior, 2018, 12(2): 509-517.

32. Baek J H, Kim J S, Ryu S, et al. Association of genetic variations in DTNBP1 with cognitive function in schizophrenia patients and healthy subjects[J]. American Journal of Medical Genetics. Part B: Neuropsychiatric Genetics, 2012, 159B(7): 841-849.

33. Varela-Gomez N, Mata I, Perez-Iglesias R, et al. Dysbindin gene variability is associated with cognitive abnormalities in first-episode non-affective psychosis[J]. Cognitive Neuropsychiatry, 2015, 20(2): 144-156.

34. Vyas N S, Lee Y, Ahn K, et al. Association of a serotonin receptor 2A gene polymorphism with visual sustained attention in early-onset schizophrenia patients and their non-psychotic siblings[J]. Aging and Disease, 2012, 3(4): 291-300.

35. Sun Z, Ma Y, Li W, et al. Associations between the DBH gene, plasma dopamine beta-hydroxylase activity and cognitive measures in Han Chinese patients with schizophrenia[J]. Schizophrenia Research, 2018, 193: 58-63.

36. Yates D. Synaptic plasticity: micro-level disruption[J]. Nature Reviews: Neuroscience, 2015, 16(7): 373.

37. Stefansson H, Ophoff R A, Steinberg S, et al. Common variants conferring risk of schizophrenia[J]. Nature, 2009, 460(7256): 744-747.

38. Corvin A, Morris D W. Genome-wide association studies: findings at the major histocompatibility complex locus in psychosis[J]. Biological Psychiatry, 2014, 75(4): 276-283.

39. Egan M F, Goldberg T E, Kolachana B S, et al. Effect of COMT Val108/158 Met genotype on frontal lobe function and risk for schizophrenia[J]. Proceedings of the National Academy of Sciences of the United States of America, 2001, 98(12): 6917-6922.

40. Huang H S, Akbarian S. GAD1 mRNA expression and DNA methylation in prefrontal cortex of subjects with schizophrenia[J]. PloS One, 2007, 2(8): e809.

41. Abdolmaleky H M, Cheng K H, Russo A, et al. Hypermethylation of the reelin (RELN) promoter in the brain of schizophrenic patients: a preliminary report[J]. American Journal of Medical Genetics. Part B: Neuropsychiatric Genetics, 2005, 134B(1): 60-66.

42. Carrard A, Salzmann A, Malafosse A, et al. Increased DNA methylation status of the serotonin receptor 5HTR1A gene promoter in schizophrenia and bipolar disorder[J]. Journal of Affective Disorders, 2011, 132(3): 450-453.

43. Li M, Li Y, Qin H, et al. Genome-wide DNA methylation analysis of peripheral blood cells derived from patients with first-episode schizophrenia in the Chinese Han population[J]. Molecular Psychiatry, 2021, 26(8): 4475−4485.

44. Santarelli D M, Beveridge N J, Tooney P A, et al. Upregulation of dicer and microRNA expression in the dorsolateral prefrontal cortex Brodmann area 46 in schizophrenia[J]. Biological Psychiatry, 2011, 69(2): 180−187.

45. Liu S, Zhang F, Wang X, et al. Diagnostic value of blood-derived microRNAs for schizophrenia: results of a meta-analysis and validation[J]. Scientific Reports, 2017, 7(1): 15328.

46. Izumi R, Hino M, Wada A, et al. Detailed postmortem profiling of inflammatory mediators expression revealed post-inflammatory alternation in the superior temporal gyrus of schizophrenia[J]. Frontiers in Psychiatry, 2021, 12: 653821.

47. Sanada K, Montero-Marin J, Barcelo-Soler A, et al. Effects of mindfulness-based interventions on biomarkers and low-grade inflammation in patients with psychiatric disorders: a meta-analytic review[J]. International Journal of Molecular Sciences, 2020, 21(7): 2484.

48. Orsolini L, Sarchione F, Vellante F, et al. Protein-C reactive as biomarker predictor of schizophrenia phases of illness? a systematic review[J]. Current Neuropharmacology, 2018, 16(5): 583−606.

49. Bora E. Peripheral inflammatory and neurotrophic biomarkers of cognitive impairment in schizophrenia: a meta-analysis[J]. Psychological Medicine, 2019, 49(12): 1971−1979.

50. Frydecka D, Krzystek-Korpacka M, Lubeiro A, et al. Profiling inflammatory signatures of schizophrenia: A cross-sectional and meta-analysis study[J]. Brain, Behavior, and Immunity, 2018, 71: 28−36.

51. Orlovska-Waast S, Kohler-Forsberg O, Brix S W, et al. Cerebrospinal fluid markers of inflammation and infections in schizophrenia and affective disorders: a systematic review and meta-analysis[J]. Molecular Psychiatry, 2019, 24(6): 869−887.

52. Feng T, McEvoy J P, Miller B J. Longitudinal study of inflammatory markers and psychopathology in schizophrenia[J]. Schizophrenia Research, 2020, 224: 58−66.

53. Joaquim H P G, Costa A C, Gattaz W F, et al. Kynurenine is correlated with IL-1beta in plasma of schizophrenia patients[J]. J Neural Transm (Vienna), 2018, 125(5): 869−873.

54. Pedraz-Petrozzi B, Elyamany O, Rummel C, et al. Effects of inflammation on the kynurenine pathway in schizophrenia - a systematic review[J]. Journal of Neuroinflammation, 2020, 17(1): 56.

55. Miller B J, Buckley P, Seabolt W, et al. Meta-analysis of cytokine alterations in schizophrenia: clinical status and antipsychotic effects[J]. Biological Psychiatry, 2011, 70(7): 663−671.

56. Lindstrom L H. Low HVA and normal 5HIAA CSF levels in drug-free schizophrenic patients compared to healthy volunteers: correlations to symptomatology and family history[J].

Psychiatry Research, 1985, 14(4): 265−273.

57. Carlborg A, Jokinen J, Nordstrom A L, et al. CSF 5−HIAA, attempted suicide and suicide risk in schizophrenia spectrum psychosis[J]. Schizophrenia Research, 2009, 112(1−3): 80−85.

58. Wieselgren I M, Lindstrom L H. CSF levels of HVA and 5−HIAA in drug-free schizophrenic patients and healthy controls: a prospective study focused on their predictive value for outcome in schizophrenia[J]. Psychiatry Research, 1998, 81(2): 101−110.

59. Coughlin J M, Yang K, Marsman A, et al. A multimodal approach to studying the relationship between peripheral glutathione, brain glutamate, and cognition in health and in schizophrenia[J]. Molecular Psychiatry, 2021, 26(7): 3502−3511.

60. Catak Z, Kocdemir E, Ugur K, et al. A novel biomarker renalase and its relationship with its substrates in schizophrenia[J]. J Med Biochem, 2019, 38(3): 299−305.

61. Savransky A, Chiappelli J, Du X, et al. Association of working memory and elevated overnight urinary norepinephrine in patients with schizophrenia[J]. Journal of Psychiatric Research, 2021, 137: 89−95.

62. Qin X Y, Wu H T, Cao C, et al. A meta-analysis of peripheral blood nerve growth factor levels in patients with schizophrenia[J]. Molecular Psychiatry, 2017, 22(9): 1306−1312.

63. Rao S, Martinez-Cengotitabengoa M, Yao Y, et al. Peripheral blood nerve growth factor levels in major psychiatric disorders[J]. Journal of Psychiatric Research, 2017, 86: 39−45.

64. Chu C S, Chu C L, Wu C C, et al. Serum nerve growth factor beta, brain- and glial-derived neurotrophic factor levels and psychopathology in unmedicated patients with schizophrenia[J]. Journal of the Chinese Medical Association, 2018, 81(6): 577−581.

65. Cakici N, Sutterland A L, Penninx B, et al. Altered peripheral blood compounds in drug-naive first-episode patients with either schizophrenia or major depressive disorder: a meta-analysis[J]. Brain, Behavior, and Immunity, 2020, 88: 547−558.

66. Yang Y, Liu Y, Wang G, et al. Brain-derived neurotrophic factor is associated with cognitive impairments in first-episode and chronic schizophrenia[J]. Psychiatry Research, 2019, 273: 528−536.

67. Fang X, Chen Y, Wang Y, et al. Depressive symptoms in schizophrenia patients: a possible relationship between SIRT1 and BDNF[J]. Progress in Neuro-Psychopharmacology and Biological Psychiatry, 2019, 95: 109673.

68. Heitz U, Papmeyer M, Studerus E, et al. Plasma and serum brain-derived neurotrophic factor (BDNF) levels and their association with neurocognition in at-risk mental state, first episode psychosis and chronic schizophrenia patients[J]. World Journal of Biological Psychiatry, 2019, 20(7): 545−554.

69. Weickert C S, Lee C H, Lenroot R K, et al. Increased plasma brain-derived neurotrophic factor (BDNF) levels in females with schizophrenia[J]. Schizophrenia Research, 2019, 209: 212−217.

70. Yang Y, Wang J, Xiong Z, et al. Prevalence and clinical demography of hyperhomocysteinemia in Han Chinese patients with schizophrenia[J]. European Archives of Psychiatry and Clinical Neuroscience, 2021, 271(4): 759−765.

71. Trzesniowska-Drukala B, Kalinowska S, Safranow K, et al. Evaluation of hyperhomocysteinemia prevalence and its influence on the selected cognitive functions in patients with schizophrenia[J]. Progress in Neuro-Psychopharmacology and Biological Psychiatry, 2019, 95: 109679.

72. Liu Y, Tao H, Yang X, et al. Decreased serum oxytocin and increased homocysteine in first-episode schizophrenia patients[J]. Frontiers in Psychiatry, 2019, 10: 217.

73. Zhang Y, Zhao J, Wang W, et al. Homocysteine, but not MTHFR gene polymorphism, influences depressive symptoms in patients with schizophrenia[J]. Journal of Affective Disorders, 2020, 272: 24−27.

74. Kinoshita M, Numata S, Tajima A, et al. Cumulative effect of the plasma total homocysteine-related genetic variants on schizophrenia risk[J]. Psychiatry Research, 2016, 246: 833−837.

75. Cao B, Sun X Y, Zhang C B, et al. Association between B vitamins and schizophrenia: A population-based case-control study[J]. Psychiatry Research, 2018, 259: 501−505.

76. Fryar-Williams S, Strobel J E. Biomarkers of a five-domain translational substrate for schizophrenia and schizoaffective psychosis[J]. Biomark Res, 2015, 3: 3.

77. Tomioka Y, Numata S, Kinoshita M, et al. Decreased serum pyridoxal levels in schizophrenia: meta-analysis and Mendelian randomization analysis[J]. Journal of Psychiatry and Neuroscience, 2018, 43(3): 194−200.

78. Yazici A B, Akcay Ciner O, Yazici E, et al. Comparison of vitamin B12, vitamin D and folic acid blood levels in patients with schizophrenia, drug addiction and controls[J]. Journal of Clinical Neuroscience, 2019, 65: 11−16.

79. Akyol E S, Albayrak Y, Aksoy N, et al. Increased serum G72 protein levels in patients with schizophrenia: a potential candidate biomarker[J]. Acta Neuropsychiatrica. Officieel Wetenschappelijk Orgaan van Het IGBP (Interdisciplinair Genootschap voor Biologische Psychiatrie), 2017, 29(2): 80−86.

80. Ishiwata S, Hattori K, Sasayama D, et al. Plasma and cerebrospinal fluid G72 protein levels in schizophrenia and major depressive disorder[J]. Psychiatry Research, 2017, 254: 244−250.

81. Nguyen T T, Kosciolek T, Eyler L T, et al. Overview and systematic review of studies of microbiome in schizophrenia and bipolar disorder[J]. Journal of Psychiatric Research, 2018, 99: 50−61.

82. Zhuang Z, Yang R, Wang W, et al. Associations between gut microbiota and Alzheimer's disease, major depressive disorder, and schizophrenia[J]. Journal of Neuroinflammation, 2020, 17(1): 288.

83. Nguyen T T, Kosciolek T, Daly R E, et al. Gut microbiome in schizophrenia: altered functional pathways related to immune modulation and atherosclerotic risk[J]. Brain, Behavior, and Immunity, 2021, 91: 245−256.

84. Pan R, Zhang X, Gao J, et al. Analysis of the diversity of intestinal microbiome and its potential value as a biomarker in patients with schizophrenia: A cohort study[J]. Psychiatry Research, 2020, 291: 113260.

85. Nguyen T T, Kosciolek T, Maldonado Y, et al. Differences in gut microbiome composition between persons with chronic schizophrenia and healthy comparison subjects[J]. Schizophrenia Research, 2019, 204: 23−29.

86. Maes M, Kanchanatawan B, Sirivichayakul S, et al. In schizophrenia, increased plasma IgM/IgA responses to gut commensal bacteria are associated with negative symptoms, neurocognitive impairments, and the deficit phenotype[J]. Neurotoxicity Research, 2019, 35(3): 684−698.

87. Severance E G, Gressitt K L, Stallings C R, et al. Probiotic normalization of *Candida albicans* in schizophrenia: A randomized, placebo-controlled, longitudinal pilot study[J]. Brain, Behavior, and Immunity, 2017, 62: 41−45.

88. Bousman C A, Bengesser S A, Aitchison K J, et al. Review and consensus on pharmacogenomic testing in psychiatry[J]. Pharmacopsychiatry, 2021, 54(1): 5−17.

89. Xu M, Xing Q, Li S, et al. Pharacogenetic effects of dopamine transporter gene polymorphisms on response to chlorpromazine and clozapine and on extrapyramidal syndrome in schizophrenia[J]. Progress in Neuro-Psychopharmacology and Biological Psychiatry, 2010, 34(6): 1026−1032.

90. Arranz M, Collier D, Sodhi M, et al. Association between clozapine response and allelic variation in 5−HT2A receptor gene[J]. Lancet, 1995, 346(8970): 281−282.

91. Arranz M J, Munro J, Birkett J, et al. Pharmacogenetic prediction of clozapine response[J]. Lancet, 2000, 355(9215): 1615−1616.

92. Li J, Hashimoto H, Meltzer H Y. Association of serotonin2c receptor polymorphisms with antipsychotic drug response in schizophrenia[J]. Frontiers in Psychiatry, 2019, 10: 58.

93. van de Leemput J, Hess J L, Glatt S J, et al. Genetics of schizophrenia: historical insights and prevailing evidence[J]. Advances in Genetics, 2016, 96: 99−141.

94. Picchioni M M, Murray R M. Schizophrenia[J]. BMJ, 2007, 335(7610): 91−95.

95. Addington A M, Rapoport J L. The genetics of childhood-onset schizophrenia: when madness strikes the prepubescent[J]. Curr Psychiatry Rep, 2009, 11(2): 156−161.

96. International Schizophrenia C, Purcell S M, Wray N R, et al. Common polygenic variation contributes to risk of schizophrenia and bipolar disorder[J]. Nature, 2009, 460(7256): 748−752.

97. McCutcheon R A, Reis Marques T, Howes O D. Schizophrenia-an overview[J]. JAMA Psychiatry, 2020, 77(2): 201−210.

98. Sporn A, Addington A, Reiss A L, et al. 22q11 deletion syndrome in childhood onset schizophrenia: an update[J]. Molecular Psychiatry, 2004, 9(3): 225−226.

99. Murphy K C, Jones L A, Owen M J. High rates of schizophrenia in adults with velo-cardio-

facial syndrome[J]. Archives of General Psychiatry, 1999, 56(10): 940−945.

100. Bassett A S, Chow E W. Schizophrenia and 22q11.2 deletion syndrome[J]. Current Psychiatry Rep, 2008, 10(2): 148−157.

101. Lam M, Chen C Y, Li Z, et al. Comparative genetic architectures of schizophrenia in East Asian and European populations[J]. Nature Genetics, 2019, 51(12): 1670−1678.

102. Rietschel M, Mattheisen M, Degenhardt F, et al. Association between genetic variation in a region on chromosome 11 and schizophrenia in large samples from Europe[J]. Molecular Psychiatry, 2012, 17(9): 906−917.

103. Cross-Disorder Group of the Psychiatric Genomics C. Identification of risk loci with shared effects on five major psychiatric disorders: a genome-wide analysis[J]. Lancet, 2013, 381(9875): 1371−1379.

104. Irish Schizophrenia Genomics C, The wellcome trust case control C. genome-wide association study implicates HLA-C*01:02 as a risk factor at the major histocompatibility complex locus in schizophrenia[J]. Biological Psychiatry, 2012, 72(8): 620−628.

105. Hamshere M L, Walters J T, Smith R, et al. Genome-wide significant associations in schizophrenia to ITIH3/4, CACNA1C and SDCCAG8, and extensive replication of associations reported by the Schizophrenia PGC[J]. Molecular Psychiatry, 2013, 18(6): 708−712.

106. Ripke S, O'Dushlaine C, Chambert K, et al. Genome-wide association analysis identifies 13 new risk loci for schizophrenia[J]. Nature Genetics, 2013, 45(10): 1150−1159.

107. O'Donovan M C, Craddock N, Norton N, et al. Identification of loci associated with schizophrenia by genome-wide association and follow-up[J]. Nature Genetics, 2008, 40(9): 1053−1055.

108. Ikeda M, Aleksic B, Kinoshita Y, et al. Genome-wide association study of schizophrenia in a Japanese population[J]. Biological Psychiatry, 2011, 69(5): 472−478.

109. Kim A H, Parker E K, Williamson V, et al. Experimental validation of candidate schizophrenia gene ZNF804A as target for hsa-miR-137[J]. Schizophrenia Research, 2012, 141(1): 60−64.

110. Kwon E, Wang W, Tsai L H. Validation of schizophrenia-associated genes CSMD1, C10orf26, CACNA1C and TCF4 as miR-137 targets[J]. Molecular Psychiatry, 2013, 18(1): 11−12.

111. Skene N G, Bryois J, Bakken T E, et al. Genetic identification of brain cell types underlying schizophrenia[J]. Nature Genetics, 2018, 50(6): 825−833.

112. Cross-Disorder Group of the Psychiatric Genomics C, Lee S H, Ripke S, et al. Genetic relationship between five psychiatric disorders estimated from genome-wide SNPs[J]. Nature Genetics, 2013, 45(9): 984−994.

113. Pries L K, Gülöksüz S, Kenis G. DNA Methylation in Schizophrenia[J]. Advances in Experimental Medicine and Biology, 2017, 978: 211−236.

114. Perkins D O, Jeffries C D, Jarskog LF, et al. microRNA expression in the prefrontal cortex of individuals with schizophrenia and schizoaffective disorder[J]. Genome Biology, 2007, 8(2): R27.

115. Reale M, Costantini E, Greig N H. Cytokine imbalance in schizophrenia. from research to clinic: potential implications for treatment[J]. Frontiers in Psychiatry, 2021, 12: 536257.

116. Eaton W W, Byrne M, Ewald H, et al. Association of schizophrenia and autoimmune diseases: linkage of Danish national registers[J]. American Journal of Psychiatry, 2006, 163(3): 521−528.

117. Wright P, Sham P C, Gilvarry C M, et al. Autoimmune diseases in the pedigrees of schizophrenic and control subjects[J]. Schizophrenia Research, 1996, 20(3): 261−267.

118. Benros M E, Nielsen P R, Nordentoft M, et al. Autoimmune diseases and severe infections as risk factors for schizophrenia: a 30-year population-based register study[J]. American Journal of Psychiatry, 2011, 168(12): 1303−1310.

119. Chen S J, Chao Y L, Chen C Y, et al. Prevalence of autoimmune diseases in in-patients with schizophrenia: nationwide population-based study[J]. British Journal of Psychiatry, 2012, 200(5): 374−380.

120. Tiosano S, Farhi A, Watad A, et al. Schizophrenia among patients with systemic lupus erythematosus: population-based cross-sectional study[J]. Epidemiology Psychiatric Sciences, 2017, 26(4): 424−429.

121. Sellgren C, Frisell T, Lichtenstein P, et al. The association between schizophrenia and rheumatoid arthritis: a nationwide population-based Swedish study on intraindividual and familial risks[J]. Schizophrenia Bulletin, 2014, 40(6): 1552−1559.

122. Stahl S M. Beyond the dopamine hypothesis of schizophrenia to three neural networks of psychosis: dopamine, serotonin, and glutamate[J]. CNS Spectrums, 2018, 23(3): 187−191.

123. Meltzer H Y, Stahl S M. The dopamine hypothesis of schizophrenia: a review[J]. Schizophrenia Bulletin, 1976, 2(1): 19−76.

124. Rasmussen H, Erritzoe D, Andersen R, et al. Decreased frontal serotonin2A receptor binding in antipsychotic-naive patients with first-episode schizophrenia[J]. Archives of General Psychiatry, 2010, 67(1): 9−16.

125. Rasmussen H, Frokjaer V G, Hilker R W, et al. Low frontal serotonin 2A receptor binding is a state marker for schizophrenia?[J]. European Neuropsychopharmacology, 2016, 26(7): 1248−1250.

126. Bleich A, Brown S L, Kahn R, et al. The role of serotonin in schizophrenia[J]. Schizophrenia Bulletin, 1988, 14(2): 297−315.

127. Abi-Dargham A, Gil R, Krystal J, et al. Increased striatal dopamine transmission in schizophrenia: confirmation in a second cohort[J]. American Journal of Psychiatry, 1998, 155(6): 761−767.

128. Ruhrmann S, Bechdolf A, Kuhn K U, et al. Acute effects of treatment for prodromal symptoms for people putatively in a late initial prodromal state of psychosis[J]. British Journal of Psychiatry. Supplement, 2007, 51: s88−95.

129. Seeman P, Kapur S. Schizophrenia: more dopamine, more D2 receptors[J]. Proceedings of the National Academy of Sciences of the United States of America, 2000, 97(14): 7673−7675.

130. Slifstein M, van de Giessen E, Van Snellenberg J, et al. Deficits in prefrontal cortical and extrastriatal dopamine release in schizophrenia: a positron emission tomographic functional magnetic resonance imaging study[J]. JAMA Psychiatry, 2015, 72(4): 316−324.

131. Howes O D, Williams M, Ibrahim K, et al. Midbrain dopamine function in schizophrenia and depression: a post-mortem and positron emission tomographic imaging study[J]. Brain, 2013, 136(Pt 11): 3242−3251.

132. Howes O, McCutcheon R, Stone J. Glutamate and dopamine in schizophrenia: an update for the 21st century[J]. Journal of Psychopharmacol, 2015, 29(2): 97−115.

133. Howes O D, Kambeitz J, Kim E, et al. The nature of dopamine dysfunction in schizophrenia and what this means for treatment[J]. Archives of General Psychiatry, 2012, 69(8): 776−786.

134. Howes O D, Montgomery A J, Asselin M C, et al. Elevated striatal dopamine function linked to prodromal signs of schizophrenia[J]. Archives of General Psychiatry, 2009, 66(1): 13−20.

135. Merritt K, Egerton A, Kempton M J, et al. Nature of glutamate alterations in schizophrenia: a meta-analysis of proton magnetic resonance spectroscopy studies[J]. JAMA Psychiatry, 2016, 73(7): 665-674.

136. Kumar J, Liddle E B, Fernandes C C, et al. Glutathione and glutamate in schizophrenia: a 7T MRS study[J]. Molecular Psychiatry, 2020, 25(4): 873−882.

137. Neugebauer K, Hammans C, Wensing T, et al. Nerve growth factor serum levels are associated with regional gray matter volume differences in schizophrenia patients[J]. Frontiers in Psychiatry, 2019, 10: 275.

138. Agrawal A, Ilango K, Singh P K, et al. Age dependent levels of plasma homocysteine and cognitive performance[J]. Behavioural Brain Research, 2015, 283: 139−144.

139. Lin E, Lin C H, Lai Y L, et al. Combination of G72 genetic variation and G72 protein level to detect Schizophrenia: machine learning approaches[J]. Frontiers in Psychiatry, 2018, 9: 566.

140. Jagannath V, Gerstenberg M, Correll C U, et al. A systematic meta-analysis of the association of Neuregulin 1 (NRG1), D-amino acid oxidase (DAO), and DAO activator (DAOA)/G72 polymorphisms with schizophrenia[J]. Journal of Neural Transmission (Vienna), 2018, 125(1): 89−102.

141. Zhu F, Ju Y, Wang W, et al. Metagenome-wide association of gut microbiome features for schizophrenia[J]. Nature Communications, 2020, 11(1): 1612.

142. Shen Y, Xu J, Li Z, et al. Analysis of gut microbiota diversity and auxiliary diagnosis as a biomarker in patients with schizophrenia: A cross-sectional study[J]. Schizophrenia Research, 2018, 197: 470-477.

143. Ma X, Asif H, Dai L, et al. Alteration of the gut microbiome in first-episode drug-naive and chronic medicated schizophrenia correlate with regional brain volumes[J]. Journal of Psychiatric Research, 2020, 123: 136-144.

144. Xu R, Wu B, Liang J, et al. Altered gut microbiota and mucosal immunity in patients with schizophrenia[J]. Brain, Behavior, and Immunity, 2020, 85: 120-127.

145. Yuan X, Zhang P, Wang Y, et al. Changes in metabolism and microbiota after 24-week risperidone treatment in drug naive, normal weight patients with first episode schizophrenia[J]. Schizophrenia Research, 2018, 201: 299-306.

146. Zhang J P, Robinson D, Yu J, et al. Schizophrenia polygenic risk score as a predictor of antipsychotic efficacy in first-episode psychosis[J]. American Journal of Psychiatry, 2019, 176(1): 21-28.

147. Kelly J R, Minuto C, Cryan J F, et al. The role of the gut microbiome in the development of schizophrenia[J]. Schizophrenia Research, 2021, 234: 4-23.

148. Xiao J, Huang J, Long Y, et al. Optimizing and individualizing the pharmacological treatment of first-episode schizophrenic patients: study protocol for a multicenter clinical trial[J]. Frontiers in Psychiatry, 2021, 12: 611070.

149. Su Y, Yu H, Wang Z, et al. Protocol for a pharmacogenomic study on individualised antipsychotic drug treatment for patients with schizophrenia[J]. BJPsych Open, 2021, 7(4): e121.

150. Nishioka M, Bundo M, Kasai K, et al. DNA methylation in schizophrenia: progress and challenges of epigenetic studies[J]. Genome Medicine, 2012, 4(12): 96.

151. Caputo V, Ciolfi A, Macri S, et al. The emerging role of MicroRNA in schizophrenia[J]. CNS & Neurological Disorders Drug Targets, 2015, 14(2): 208-221.

第三章

双相情感障碍
实验室检测研究前沿

- 概述
- 双相情感障碍实验室检测标志物
- 双相情感障碍实验室相关标志物检测流程
- 双相情感障碍实验室检测研究展望

第一节　概述

一、双相情感障碍概述

双相情感障碍（bipolardisorder，BD）是一组引起极端心境波动的精神卫生疾病，可影响患者的情绪、体力、各项功能，临床主要表现为抑郁发作伴随躁狂及精神病发作，而单相情感障碍只表现为抑郁症状[1, 2]。双相情感障碍是现代主要精神卫生疾病中历史最悠久、发病年龄最轻的疾病之一。

双相情感障碍是一种高度遗传性的精神卫生疾病，全球人口的终身患病率约为 2.4%[3]。在一级亲属患有双相情感障碍或精神分裂症的人群中，双相情感障碍的发病率显著升高。也就是说，双相情感障碍患者的近亲属的发病风险更高。

医学文献中最早提到双相情感障碍的时间可以追溯到古希腊的希波克拉底时期，他是第一个记录两种极端情绪的人：感觉极度低落（抑郁）和感觉极度精力充沛或兴奋（躁狂）[4]。现代随访研究的结果与引入现代抗抑郁药物和稳定情绪治疗之前的研究结果密切相关。双相情感障碍一直以来被认为复发率高、预后差。从疾病发作开始算起，已经住院的双相情感障碍患者病程可占一生中约 20% 的时间。50% 的双相情感障碍发作持续 2~7 个月（中位数 3 个月）。尽管进行治疗，但随着患者进入老年，疾病结局仍然不佳，完全康复而不再发作的情况很少见，反复发作及不完全缓解成为常态，疾病慢性化和患者自杀的发生仍然常见[5]。

在 20 世纪上半叶，医生尝试用包括巴比妥酸盐在内的各种药物治疗双相情感障碍患者。锂剂在 20 世纪 50 年代和 60 年代被研究用于治疗双相情感障碍，并在 70 年代被 FDA 批准用于双相情感障碍[6]。自此，抗癫痫药物和抗精神病药物获得 FDA 批准用于治疗。现代抗精神病药物、一些抗惊厥药物（异丙戊酸和卡马西平）和锂剂可有效治疗急性或焦虑性躁狂。长期的预防性治疗依赖于锂剂、丙戊酸盐的非标签使用，以及现代抗精神病药物越来越多的使用[7]。双相情感障碍治疗的评估方法依赖于 Meta 分析，抗抑郁药在双相情感障碍治疗中的效果与重度抑郁障碍相似。双相情感障碍的长期治疗还受限于专家和临床项目的有效支持。对于双相情感障碍治疗，如同大多数精神卫生疾病，治疗方案的设计和改进，需要来自疾病的病因学和病理生理学研究的持续支持。

双相情感障碍的预防受到现有治疗的有效性及由于不良反应、治疗费用和缺乏持续症状导致的不完全依从性的限制[7]。不过，不同类型的谈话治疗方案可以帮助双相情感障碍患者预防或应对情绪发作，如个人咨询，即与在双相情感障碍方面有经验的专业治疗师进行的一对一会谈，在这一过程中，患者的问题可得到解决。谈话内容可能包括帮助接受诊断、关于躁郁症情绪的教育、识别警告信号的方法、管理压力的干预策略。除了个人咨询之外，还有家庭和小组咨询[8]。家庭咨询使得家庭成员经常参与治疗，接受关于双相情感障碍的教育，与治疗师和患者合作，学习如何识别即将到来的躁狂或抑郁发作的早期预警。小组咨询的互谅互让可能是改变患者对双相情感障碍的看法，并在面对生活挑战时提高应对技能。

双相情感障碍的特点是"躁郁"，即情绪上存在亢奋期和抑郁期。双相情感障碍病因不明，先天遗传因素与后天环境都有影响。和一般人群对比，双相情感障碍患者由于自然原因（如心脏病等）死亡的风险增加一倍，这可能与不良生活习惯或药物副作用有关。

二、双相情感障碍临床诊断和实验室检测概述

1. 临床诊断

目前对双相情感障碍等精神卫生疾病的诊断主要依赖于量表评分，如 DSM-5、ICD-10、双相抑郁评定（bipolar depression rating scale，BDRS）、双相情感障碍维度量表（bipolar affective disorder dimensional scale，BADDS）[9] 等。量表评分容易受到主观因素影响，对疾病潜在的致病机理也缺乏认识及判断。

（1）DSM-5。DSM-5 中将双相情感障碍分为双相Ⅰ型障碍和双相Ⅱ型障碍。两类障碍都包括轻躁狂发作和抑郁发作两个要素。双相Ⅰ型障碍必须符合目前或过去的轻躁狂发作和目前或过去的重性抑郁发作的诊断标准；而双相Ⅱ型障碍的基本特征是临床反复出现的心境发作，由一次或一次以上重性抑郁发作和至少一次轻躁狂发作组成。与双相Ⅰ型障碍相比，有双相Ⅱ型障碍的个体更具有慢性特征，通常病程里有更多时间处于抑郁周期，可能很严重且导致失能。双相Ⅱ型障碍的共同特征是冲动性，可能导致自杀企图和物质使用障碍。双相Ⅱ型障碍平均起病年龄在 25 岁，稍晚于双相Ⅰ型障碍，但早于重性抑郁障碍。双相Ⅱ型障碍终身发作的次数往往比重性抑郁障碍或双相Ⅰ型障碍更多。双相Ⅱ型障碍自杀风险较高。

（2）ICD-10。在 ICD-10 中，确定双相情感障碍特点是反复（至少两次）出现心境和活动水平明显紊乱的发作，紊乱有时表现为心境高涨、精力和活动增加（躁狂或轻躁狂），有时表现为心境低落、精力降低和活动减少（抑郁）。发作间期通常以完全缓解为特征。与其他心境障碍相比，双相情感障碍在男女两性的发病率更为接近。双相情感障碍被分为当前轻躁狂、不伴精神病症状躁狂发作、伴有精神病症状躁狂发作、当前轻中度抑郁、当前重度抑郁等。

（3）BDRS。BDRS（https://www.barwonhealth.org.au/health-professionals/bipolar-depression-rating-scale-bdrs）是一个 20 项评分的工具，专用于双相抑郁症状的评估。BDRS 是临床医生使用的针对躁郁症临床特征的第一个抑郁症状严重程度的评定量表。它包括评定混合特征的项目，以及对许多现象元素的敏感性，如嗜睡症和嗜食症，这些是传统的抑郁症测量方法无法检测到的。BDRS 是一种经过验证的躁郁症抑郁测量工具。该量表具有良好的内部效度、评分者之间的信度和与其他抑郁量表的强相关性。

（4）BADDS。BADDS 有四个维度，每一个都被评为 0～100 分的整数，用来衡量精神病理学的四个关键领域：躁狂（mania，M）、抑郁（depressed，D）、精神病（psychosis，P）和不和谐（incompatibility，I）。BADDS 应用渐变，并与 DSM-5 和 ICD-10 有良好的关联。它作为传统分类诊断的辅助手段，提供更丰富的精神病理学描述：①可以容纳亚临床特征；②在单一诊断类别中区分疾病严重程度；③有助于不同类别边界表现的患者鉴别。

由此可见，不同的量表评分依据在疾病分类、具体标准上并不完全一致。我国临床一线更多应用 ICD-10 标准。与以往版本比较而言，ICD-10 针对双相情感障碍的诊断分类与 DSM-5 更加接近。例如，双相 I 型障碍要求至少有过一次躁狂或者混合发作。如果患者至少经历一次躁狂发作和至少一次抑郁发作，就可诊断为双相 II 型障碍。这两种主要的标准均基于症状进行，而不是基于生物学标志物进行诊断。

2. 实验室检测

随着各种新型检测技术快速发展，以及生物信息与大数据科学的交叉应用，可望对大样本人群与特定疾病类型进行生物标志物的分析与鉴定、验证与应用，从而精确寻找到疾病的原因和治疗的靶点，并对一种疾病不同状态和过程进行精确分类，最终实现对疾病和特定患者进行个性化精准治疗的目的，提高疾病诊治与预防的效益。

针对有望用于双相情感障碍诊断的候选生物标志物，研究者主要关注神经影像标志物、外周生物标志物和遗传标志物。总体而言，生物标志物可能有助于推动精神病患者向个性化医疗的转变[10]。研究中的候选标志物包括易感基因、小 RNA、氧化应激、炎症细胞因子、BDNF 等[2]。

我国研究者对于双相情感障碍患者实验室标志物的关注也有不少亮点。例如，双相情感障碍躁狂发作患者血清胰岛素样生长因子 2（insulin-like growth factor 2，IGF-2）水平异常，提示后者可能参与了疾病的病理生理过程[11]。双相情感障碍躁狂发作患者病情程度与游离三碘甲腺原氨酸（free triiodothyronine，FT3）水平呈正相关，检测 FT3 水平对评估病情具有一定的辅助性作用[12]。双相情感障碍患者血清氧化应激指标丙二醛（malondialdehyde，MDA）、超氧化物歧化酶（superoxide dismutase，SOD）升高，而胶质细胞源性神经营养因子（glial cell line-derived neurotrophic factor，GDNF）降低[13]。此外，代谢组学指标也被用于双相情感障碍早期诊断研究[14]。

以大量临床研究中的病例-对照研究为基础，全面总结当前已有的方法，激发更多临床研究，将不断改善对于双相情感障碍的诊断工具和技术。当前，双相情感障碍的临床诊断及疗效评估的实验室检测流程和生物标志物研究在不断推进。主要任务包括候选标志物的筛选、实验室检测流程的验证。实验室检测研究还将助力双相情感障碍的发病和病理机制研究，以最终揭示这一复杂疾病的密码。

第二节　双相情感障碍实验室检测标志物

针对双相情感障碍相关的实验室检测项目已得到长足发展。双相情感障碍相关的生物学标志物可分为遗传学标志物、炎症标志物、神经递质标志物、肠道微生物群标志物，以及药物基因组学标志物等（表3-1）。

表 3-1　与双相情感障碍相关的生物标志物的研究证据

标志物类型	在双相情感障碍中的变化	参考文献
遗传学标志物	ANK3、CACNA1C、TENM4、SYNE1、TRANK1、ADCY2、miRNA2113、AS3MT	[15]
	SYNE1 区变异基因 CPG2	[16]
	TRANK1	[17]
	DCLK3	[18]
炎症标志物	CRP↑	[19-22]
	IL-6、sIL-6R、sIL-2R、sTNF-R1↑	[19, 21, 23-27]
	情绪稳定期和躁狂期：TNF-α↑	[22, 23, 28, 29]
	躁狂发作期：IL-6、sIL-6R、sIL-2R、IL-1RA↑；IL-10、TGF-β1↓	[19, 21, 30, 31]
	抑郁发作期：IL-6、TNF-α、sIL-6R、sIL-2R↑	[19, 21, 30, 31]
	情绪稳定期：MCP-1、YKL-40、IL-8（CSF水平）↑	[32-34]
	与单相抑郁相比，双相情感障碍中 sIL-6R、sTNF-R1、MCP-1↑	[35]
	pentraxin 3↓	[36]
	TGF-β1↑ IL-23↓，喹硫平和锂剂联合治疗效果好	[37]
	IL-8↑，锂剂和抗精神病药物治疗效果好	[33]
	感染及其抗体反应：CMV、刚地弓形虫（T. gondii）	[38]
神经递质标志物	大脑皮质多巴胺 D1 受体↓	[39]
	脑内 5-HT2 受体↓	[40]
	HVA、5-HIAA↑	[41, 42]

（续表）

标志物类型	在双相情感障碍中的变化	参考文献
神经递质标志物	nAChRs↑	[43]
	BD 抑郁期：β2*-nAChR 利用度↓	[44]
	前扣带回谷氨酸水平↑	[45]
	NMDA 受体，AMPA 受体表达↓	[46, 47]
	背侧前扣带皮层中谷氨酸/GABA 比率↓	[48]
	双相情感障碍的青少年患者中，威斯康星卡片分类测验的成绩与前扣带回 GABA 水平呈正相关	[49]
肠道微生物群标志物	双相情感障碍患者存在肠道微生物群失调	[50-54]
	类杆菌属（Faecalibacterium）↑可能改善患者的临床表现	[54, 55]
药物基因组学标志物	5-HTTLPR 多态性与锂剂的反应性有关	[56, 57]
	BDNF 的 rs6265（Val66Met）突变与锂剂的反应性有关	[58]
	TPH1 基因突变与锂剂的反应性有关	[59]
	CREB1 基因突变与锂剂的反应性有关	[60]

注：TENM4，Teneurin 跨膜蛋白 4；SYNE1，血影蛋白重复，核膜 1；TRANK1，四肽重复和锚蛋白重复 1；ADCY2，腺苷酸环化酶 2；AS3MT，亚砷酸甲基转移酶；DCLK3，双皮质素样激酶 3；sIL-6R，可溶性的白介素 6 受体；sIL-2R，可溶性的白介素 2 受体；sTNF-R1，可溶性的肿瘤坏死因子受体 1；↑，升高；↓，降低。

一、遗传学标志物

双生子研究揭示了双相情感障碍的遗传率约为 85%[61]，提示了遗传因素在该疾病的发生发展中发挥了至关重要的作用。

GWAS 确认了至少 30 种与双相情感障碍相关联的基因位点[62]，包括在染色体 10q21.2 上的 ANK3、在染色体 12p13 上的 CACNA1C、在染色体 19p12 上的 teneurin 跨膜蛋白 4（teneurin transmembrane protein 4，TENM4）、在染色体 6q25.2 上的血影蛋白重复，核膜 1（spectrin repeat containing，nuclear envelope 1，SYNE1）、在染色体 3p22.2 上的四肽重复和锚蛋白重复 1（tetratricopeptide repeat and anykrin repeat containing 1，TRANK1）、在染色体 5p15.31 上的腺苷酸环化酶 2（adenylate cyclase 2，ADCY2）、在染色体 6q16.1 上的 miRNA 2113，以及在染色体 10q24.33 上

的砷甲基转移酶（arsenite methyltransferase，AS3MT）等，主要编码离子通道、神经递质转运体和突触成分[15]，其中SYNE1被认为是与双相情感障碍具有更强关联性的风险基因，因其CPG2区的遗传变异与谷氨酸能神经传递异常和突触可塑性障碍有关[16]。

研究发现，在染色体3p22上的TRANK1[17]和双皮质素样激酶3（doublecortin-like kinase 3，DCLK3）[18]是双相情感障碍的风险基因。与此同时，染色体16p11.2上大而罕见的CNV也被认为与疾病风险增加相关[63]，但其对双相情感障碍易感性的贡献小于精神分裂症[64]。也就是说，染色体16p11.2的大CNV，可能与双相情感障碍易感性增加有关，不能因此与精神分裂症做鉴别诊断。

虽然发现了不同的双相情感障碍相关基因变异，但单个基因的改变在疾病的进程中所起的作用并不显著。因此，疾病的病理形成可能是由于多个基因位点变化共同所致的结果。

二、炎症标志物

在不同阶段的双相情感障碍患者中都发现了CRP水平的升高，尤其在躁狂发作期，因此，免疫失调被认为与双相情感障碍的病理生理密切相关[19-22]。总的来说，双相情感障碍患者，尤其是处于抑郁发作期和躁狂发作期的患者，其促炎症因子上调，而抗炎症因子下调[31]。IL-6、可溶性的白介素6受体（soluble interleukin-6 receptor，sIL-6R）和sIL-2R，以及可溶性的肿瘤坏死因子受体1（soluble tumor necrosis factor receptor 1，sTNF-R1）都被发现在双相情感障碍患者外周血中的水平增加[19, 21, 23-27]。

值得注意的是，在疾病的不同阶段，炎症因子的改变有所不同。例如，TNF-α可能成为情感正常期或预测发展成为躁狂期的炎症标志物[22, 23, 28, 29]。此外，在躁狂发作期，发现促炎症因子如IL-6、sIL-6R、 sIL-2R、IL-1RA 等水平升高，而抗炎症因子如 IL-10 和 TGF-β1 水平降低。此外，IL-6、TNF-α、sIL-6R、sIL-2R 在抑郁发作期水平升高[19, 21, 30, 31]，而 MCP-1、人类软骨糖蛋白-39（human cartilagegp-39，YKL-40）、IL-8 在情感稳定期患者的脑脊液中有所升高[32-34]。

炎症因子的变化可应用于疾病的鉴别诊断和治疗效果预测。sIL-6R、sTNF-R1 和 MCP-1 在双相情感障碍中相较于单相抑郁有显著性的升高[35]，而人体固有免疫标志物正五聚蛋白 3（Pentraxin 3，PTX3）水平在双相情感障碍患者中相较于对照组有显著性的降低，而在精神分裂症患者中的水平与正常对照组无显著性差别，提示患者固有免疫功能失调在双相情感障碍的发病机理中起到了重要作用[36]。对于疾病干预和治疗来说，炎症因子变化可预测药物疗效：如喹硫平和锂剂联合治疗躁狂期双相情感障碍患者，如果初始血浆 TGF-β1 水平较高，而 IL-23 水平较低，提示预后较好，且 TNF-α、TGF-β1、IL-23、IL-17 水平下降提示治疗有效[37]。此外，IL-8 的水平与锂剂和抗精神药物治疗呈正相关[33]。

感染相关的免疫激活和炎症为双相情感障碍的致病机制研究提供新的理念。患者巨细胞病毒（cytomegalovirus，CMV）抗体反应升高/弓形虫抗体反应下降与双相 I 型障碍相关，提示弓形虫暴露可能是某些双相情感障碍亚型的危险因素[38]。更多证据表明刚地弓形虫感染与双相情感障碍的发病有关[65-67]。

早期感染刚地弓形虫的患者更易罹患双相情感障碍，而双相情感障碍患者也更易感染刚地弓形虫[66]。更确切地说，F31.3（呈现中度或轻度抑郁发作的双相情感障碍）亚型患者刚地弓形虫感染的血清阳性率高于对照组[67]。刚地弓形虫的感染和患有双相情感障碍的中度或轻度抑郁发作呈现出密切的相关性。

基于这些特征，炎症标志物可能在预测双相情感障碍疾病进展、不同发作期转化、药物疗效等方面均具有应用价值。当然，尚需要进一步的研究来证实这些细胞因子可以用于双相情感障碍的临床诊断。

三、神经递质标志物

神经递质在精神卫生疾病中发挥着极为重要的作用。单胺类神经递质（包括多巴胺、去甲肾上腺素、5-HT 等）、乙酰胆碱、谷氨酸、GABA，在双相情感障碍疾病进程中均有所改变。

1. 单胺类神经递质

单胺类神经递质是由多巴胺、去甲肾上腺素、5-HT 和其他各种神经递质组成的。这些神经递质用于调节及维持多种生理功能。

多巴胺在双相情感障碍的病理机制中起到重要作用[68]，药理学模型发现升高的多巴胺水平驱使躁狂发作，而降低的多巴胺水平驱使抑郁发作[69]。通过同位素示踪和影像学分析发现，大脑皮质多巴胺 D1 受体在躁狂发作期有所减少[39]。虽然一些用死亡脑组织的研究及活体多巴胺影像学研究揭示了多巴胺水平和大脑多巴胺受体分布在抑郁、狂躁发作期均有改变，但外周多巴胺水平的改变尚缺乏研究。

已有证据表明 5-HT 在精神卫生疾病（包括双相情感障碍）中的重要作用，但外周血 5-HT 水平随疾病进程的变化尚未明确。PET 检查发现，在躁狂发作期，脑内额叶、颞叶、顶叶和枕叶皮质区的 5-HT2 受体结合电位显著降低，表明该受体的结合能力降低[40]。

其他如单胺类代谢产物、HVA 和 5-HIAA 的脑脊液水平在双相情感障碍患者中相较于对照组有显著性升高[41, 42]。

2. 乙酰胆碱

胆碱能系统在昼夜节律[70]、学习、记忆、注意力[71]、动机和奖励[72]中均起着重要的作用。临床试验揭示了躁狂患者胆碱能活性的下降，以及抑郁患者胆碱能活性的升高[73]。此外，早期研究发现，双相情感障碍或重度抑郁障碍的患者摄入乙酰胆碱能抑制剂（acetylcholinesterase inhibitor，AChEI）能够改善躁狂，却使抑郁恶化[74]，进一步支持了乙酰胆碱在双相情感障碍病理形成中的作用。

7-nAChR 是脑内主要的烟碱型胆碱能受体亚型之一，调节谷氨酸、GABA、多巴胺、去甲肾上腺素的释放。通过 ^{125}I- 布氏毒素放射自显影法选择性检测人脑颞叶 7-nAChR 水平，提示在双相情感障碍患者的 CA1 区和鼻周皮层，布氏毒素结合率显著性升高[43]。此外，单光子发射计算机断层扫描揭示，双相情感障碍抑郁期较情绪稳定期和对照组有较低的 β2*-nACh 利用度[44]。目前，其在双相情感障碍患者外周体液中的变化尚不明确。

3. 谷氨酸

谷氨酸是中枢神经系统的一种重要的兴奋性神经递质，也是抑制性神经递质 GABA 的前体。它作用于三种亲离子受体：NMDA 受体、α- 氨基 -3- 羟基 -5- 甲基 -4- 异恶唑丙酸（α-amino-3-hydroxy-5-methyl-4-isoxazole-propionicaci，AMPA）受体和 kainite 受体。谷氨酸在双相情感障碍的病理生理中起着重要作用[75]。情绪稳定期，在前扣带回升高的谷氨酸水平与抑郁 / 躁狂发作次数相关[45]，而难治性情感障碍中谷氨酸的脑脊液水平呈显著性下降[75]。在双相情感障碍中也可见受体的改变。尸检研究揭示了双相情感障碍中 NMDA 受体、AMPA 受体、kainite 受体表达的下降[46, 47]。此外，mGluR 也提示与双相情感障碍的病理生理相关[76]。

4. GABA

GABA 是通过限制性酶 GAD 从谷氨酸而来。遗传学研究揭示了与双相情感障碍风险性相关的 GAD1 单核苷酸多态性[77]。背侧前扣带皮层中

谷氨酸 /GABA 的比率下降，并且这些改变受到抗惊厥药物和抗精神药物的影响[48]。此外，与对照组相比，双相情感障碍患者中可见 GABA 受体亚基的改变[78]。GABA 水平的改变与患者的临床表现相关，质子磁共振光谱法（1H-MR spectroscopy，1H-MRS）揭示了双相情感障碍的青少年患者中，威斯康星卡片分类测验的成绩与前扣带回 GABA 水平呈正相关[49]。Meta 分析显示 GABA 水平在无用药患者中消失，相反，在用药患者中恢复正常[49]。虽然 GABA 和 HVA（多巴胺的主要代谢物）的血浆水平被用于评估其中枢活性[79]，但 GABA 在生物样本中的检测仍有待进一步研究。

四、肠道微生物群标志物

脑-肠轴在神经疾病、神经退行性疾病和精神卫生疾病中起到重要作用。多项研究报道了双相情感障碍患者中存在肠道微生物群结构的特征性变化，如微生物群多样性、相对丰度及结构功能存在的特征性差异[52]。根据报道，与对照组相比，在门 / 纲水平，双相情感障碍患者中厚壁菌门、放线菌门（Actinobacteria）、棒杆菌（Coriobacteria）呈现较高丰度，拟杆菌门呈现较低丰度[50]；在科 / 属水平，双相情感障碍患者中梭菌科（Clostridiaceae）、双歧杆菌属（*Bifidobacterium*）、颤螺旋菌属（*Oscillibacter*）、链球菌属（*Streptococcus*）呈现较高丰度[50-53]，而瘤胃菌科（Ruminococcaceae），粪杆菌属（*Faecalibacterium*）呈现较低丰度[51, 54]，然而，也有研究并未发现双相情感障碍与对照组之间存在显著性的微生物群差异[80]。这些变化需要进一步的评估和验证。

除了与对照组存在微生物群相对丰度的差异以外，双相Ⅰ型障碍和双相Ⅱ型障碍之间的微生物群组成也有差别。具体来说，在属水平上，双相Ⅰ型障碍有更高丰度的链球菌属（*Streptococcus*），杆菌属

（*Bacilli*），韦荣氏球菌属（*Veillonella*），而双相Ⅱ型障碍有更高丰度的瘤胃球菌属（*Ruminococcus*）[52]。这些改变有潜力作为有价值的生物标志物在临床症状完全出来前辅助疾病亚型的鉴别诊断。此外，肠道微生物群失调也可能与临床表现相关，如有研究发现，蒙哥马利抑郁量表评分与 *Acetanaerobacterium*、单胞菌属（*Stenotrophomonas*）、*Anaerotruncus*、*Raoultella* 水平呈负相关，而与不动杆菌属（*Acinetobacter*）、阪崎肠杆菌（*Cronobacter*）水平呈正相关[52]。

肠道微生物群如何参与双相情感障碍的病理生理过程尚未明确。然而，这一过程可能与诱发炎症及增加肠道通透性相关。脂多糖（lipopolysaccharide，LPS）是革兰氏阴性菌细胞外膜的主要组成成分，当表皮被破坏后，LPS 能够改变位置进一步释放入外周循环中[81]，从而诱导促炎症因子（如 IL-6、IL-1 和 TNF-α 等）的释放[82]。

肠道微生物群失调可能成为诊断疾病、鉴别诊断，以及预后判断的一种方便而有价值的生物标志物，同时也可成为临床干预的靶标。例如，通过肠道微生物群功能研究发现，增加粪杆菌属丰度可能有助于改善患者临床症状，进而成为有效的辅助治疗手段[54, 55]。

五、药物基因组学标志物

大多数关于双相情感障碍的药物基因组学的研究都集中在锂剂治疗上。然而，对于单个基因在不同的研究中所获得的结果不尽相同。例如，在研究对锂剂的反应性和位于溶质载体家族6成员4（SLC6A4）基因上 5-HT 转运体连接启动子区多态性的关系时就产生了不同的结果[56, 57]。除此之外，对于 BDNF 基因的研究也出现了不同的结果。有研究表明 rs6265（Val66Met）突变与锂剂的反应性呈正相关[58]，但也有研究并未发现此关联性[83]。

位于色氨酸羟化酶1（tryptophan hydroxylase，TPH1）基因上的 rs1800532单核苷酸多态性的A/A基因型与较差的锂剂反应性相关[59]，而两个CAMP反应元件结合蛋白（cyclic-AMP response binding protein 1，CREB1）基因上的突变（rs6740584/rs2551710）与较好的锂剂反应性相关[60]。此外，位于染色体5q35上多巴胺能D1受体基因的A48G多态性也被发现与双相情感障碍相关[84]。然而，这些发现都有待进一步的确认和证实。

第三节　双相情感障碍实验室相关标志物检测流程

一、辅助双相情感障碍诊疗的实验室相关标志物检测流程

结合在研的双相情感障碍的生物标志物（表3-1），可以概括出辅助双相情感障碍诊疗的实验室相关标志物检测流程（图3-1）。

二、双相情感障碍实验室检测需要注意的问题

在按照上述流程进行以协助诊断、病程和疗效评估为目的的双相情感障碍实验室测试时，基于目前已经揭示的信息，以下几点需要加以注意。

1. 遗传学标志物

GWAS分析及基因多态性研究揭示了双相情感障碍可能的风险基因，迄今为止，已经找到了包括SYNE1和DCLK3在内的风险基因。双相情感障碍是一个高度可遗传的疾病，因此，基因检测对于诊断前阶段的风险筛查尤其重要，尤其在有双相情感障碍家族史的个体中。

2. 炎症标志物

包括CRP、促炎、抗炎、自然免疫的细胞因子等炎症标志物可能成

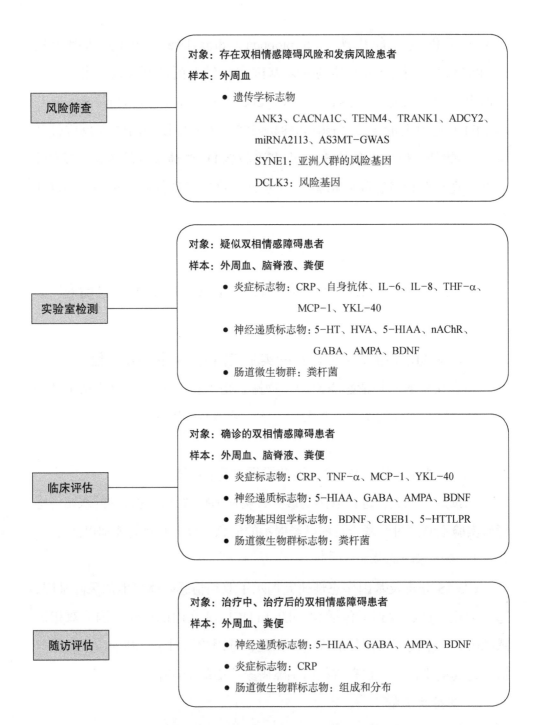

图3-1　辅助双相情感障碍诊疗的实验室相关标志物检测流程

为预测疾病进程及预测疗效的有用工具。随访中定期监测这些炎症指标很有价值，因为它们的改变可能先于临床症状的出现。

3. 神经递质标志物

在双相情感障碍所有阶段都探测到了与疾病机制相关的神经递质及单胺类代谢产物等的改变。然而，需要更好的实验室方法和工具来精准检测这些物质在患者中枢及外周的变化。

4. 肠道微生物群标志物

对于肠道微生物群及其代谢产物的分析可能成为疾病诊断、鉴别诊断、预后判断的重要生物学标志物，肠道微生物群及其代谢产物也可成为疾病干预的目标。

5. 药物基因组学标志物

与治疗药物反应性相关的药物基因组学标志物是重要的诊断后检测项目，尤其对于个体药物种类及剂量的选择甚为重要。

第四节　双相情感障碍实验室检测研究展望

与其他精神卫生疾病一样，双相情感障碍的实验室检测和诊断研究主要围绕诊断、治疗和预防的临床需求进行。未来的诊断研究也将继续围绕候选标志物、检测样本、技术方法等几个方面展开。

一、双相情感障碍诊断的实验室研究

炎症标志物、神经递质标志物仍将是未来实验室诊断指标的研究重点。炎症标志物可成为双相情感障碍诊断阶段和诊断后阶段的有用检测手段[85]。虽然炎症标志物本身的特异性不高，但对于提示疾病的灵敏度较好，且方便检测和复查。对于不同实验中得到的不同结果，需要更进一步的临床及实验室研究，以得出科学和有操作性的结论。

神经递质标志物在双相情感障碍的疾病机理中起着重要的作用。目前，测量神经递质水平的主要方法是通过同位素示踪进行影像学分析，而这些神经递质在其他生物样本，如脑脊液、血液、唾液或尿液中的变化仍不清楚。神经递质标志物在双相情感障碍和其他精神相关疾病的鉴别诊断中也有望得到广泛应用[86]。

二、双相情感障碍病程监测和疗效评价的实验室研究

多种精神疾病的患者中都发现了肠道微生物群的紊乱，这就为肠道微生物群及其代谢产物作为潜在的生物标志物奠定了基础[87]。但是，不同临床研究的结果不尽相同，而且，肠道微生物群的组成也与饮食、药物及伴随疾病等相关，因此，在使用这些微生物群标志物前，仍需要进一步的研究，以弄清肠道微生物群如何参与疾病的病理生理过程。

双相情感障碍的药物遗传学研究大多集中在锂剂上，关于锂剂反应的药物基因组学研究提供了令人振奋的发现，表明全基因组研究与深度表型分析、计算机分析和机器学习的结合可能使我们更接近双相情感障碍的个性化治疗。当前，遗传学信息已经包括在药品标签中，以测试治疗药物卡马西平和丙戊酸盐的安全性[88]。药物基因组学标志物的可靠性也需要在特定人群中进一步核实，并且，药物基因组学的标志物与其他抗双相情感障碍药物之间的关联性也有待进一步研究。

三、双相情感障碍预防和风险评估的实验室研究

传统医学认为双相情感障碍是"不可预防"的，但重要的是要意识到双相抑郁或双相躁狂即将发作的早期预警信号。及早识别躁郁症的征

兆，使患者监控自己的情绪和药物施用，防止疾病升级。

在风险评估方面，基于 GWAS 等分析，在不同人群中发现了多种与双相情感障碍相关的基因突变[89]。然而，对于疾病关联性结果的解读应该慎重，对于应用这些突变作为筛查和诊断双相情感障碍的标志物，尤其针对亚洲人群，仍有待进一步的研究。

本章参考文献

1. Phillips M L, Kupfer D J. Bipolar disorder diagnosis: challenges and future directions[J]. Lancet, 2013, 381(9878): 1663-1671.

2. Teixeira A L, Colpo G D, Fries G R, et al. Biomarkers for bipolar disorder: current status and challenges ahead[J]. Expert Review of Neurotherapeutics, 2019, 19(1): 67-81.

3. Merikangas K R, Jin R, He J P, et al. Prevalence and correlates of bipolar spectrum disorder in the world mental health survey initiative[J]. Archives of General Psychiatry, 2011, 68(3): 241-251.

4. Jain A, Mitra P, Bipolar Affective Disorder, in StatPearls, 2021, StatPearls Publishing Copyright © 2021, StatPearls Publishing LLC.: Treasure Island (FL).

5. Angst J, Sellaro R. Historical perspectives and natural history of bipolar disorder[J]. Biological Psychiatry, 2000, 48(6): 445-457.

6. Alda M. Lithium in the treatment of bipolar disorder: pharmacology and pharmacogenetics[J]. Molecular Psychiatry, 2015, 20(6): 661-670.

7. Baldessarini R J, Tondo L, Vázquez G H. Pharmacological treatment of adult bipolar disorder[J]. Molecular Psychiatry, 2019, 24(2): 198-217.

8. Miklowitz D J, Chung B. Family-focused therapy for bipolar disorder: reflections on 30 years of research[J]. Family Process, 2016, 55(3): 483-499.

9. Craddock N, Jones I, Kirov G, et al. The bipolar affective disorder dimension scale (BADDS) — a dimensional scale for rating lifetime psychopathology in bipolar spectrum disorders[J]. BMC Psychiatry, 2004, 4: 19.

10. Sagar R, Pattanayak R D. Potential biomarkers for bipolar disorder: Where do we stand?[J]. Indian Journal of Medical Research, 2017, 145(1): 7-16.

11. 骆翠萍. 胰岛素样生长因子 2 在双相情感障碍躁狂急性发作中的作用探讨 [D], 2021, 南昌大学.

12. 许雅娟. 双相情感障碍躁狂发作患者甲状腺功能的研究 [J]. 中外医学研究, 2021, 19(17): 162-164.

13. 詹琼琼. 双相情感障碍患者血清氧化应激指标及胶质细胞源性神经营养因子水平的研究 [D], 2021, 扬州大学.

14. 孙晓丽, 任燕, 崔晓红, 等. 双相情感障碍代谢组学研究进展[J]. 临床医药实践, 2018, 27(8): 620−623.

15. Harrison P J. Molecular neurobiological clues to the pathogenesis of bipolar disorder[J]. Current Opinion in Neurobiology, 2016, 36: 1−6.

16. Rathje M, Waxman H, Benoit M, et al. Genetic variants in the bipolar disorder risk locus SYNE1 that affect CPG2 expression and protein function[J]. Molecular Psychiatry, 2021, 26(2): 508−523.

17. Ikeda M, Takahashi A, Kamatani Y, et al. A genome-wide association study identifies two novel susceptibility loci and trans population polygenicity associated with bipolar disorder[J]. Molecular Psychiatry, 2018, 23(3): 639−647.

18. Gandal M J, Zhang P, Hadjimichael E, et al. Transcriptome-wide isoform-level dysregulation in ASD, schizophrenia, and bipolar disorder[J]. Science, 2018, 362(6420): eaat8127.

19. Anderson G, Maes M. Bipolar disorder: role of immune-inflammatory cytokines, oxidative and nitrosative stress and tryptophan catabolites[J]. Current Psychiatry Reports, 2015, 17(2): 8.

20. Malhi G S, Irwin L, Hamilton A, et al. Modelling mood disorders: An ACE solution?[J]. Bipolar Disorders, 2018, 20 Suppl 2: 4−16.

21. Rosenblat J D, McIntyre R S. Bipolar disorder and inflammation[J]. Psychiatric Clinics of North America, 2016, 39(1): 125−137.

22. Becking K, Boschloo L, Vogelzangs N, et al. The association between immune activation and manic symptoms in patients with a depressive disorder[J]. Transl Psychiatry, 2013, 3: e314.

23. Ortiz-Dominguez A, Hernandez M E, Berlanga C, et al. Immune variations in bipolar disorder: phasic differences[J]. Bipolar Disorders, 2007, 9(6): 596−602.

24. Brietzke E, Stertz L, Fernandes B S, et al. Comparison of cytokine levels in depressed, manic and euthymic patients with bipolar disorder[J]. Journal of Affective Disorders, 2009, 116(3): 214−217.

25. Modabbernia A, Taslimi S, Brietzke E, et al. Cytokine alterations in bipolar disorder: a meta-analysis of 30 studies[J]. Biological Psychiatry, 2013, 74(1): 15−25.

26. Munkholm K, Brauner J V, Kessing L V, et al. Cytokines in bipolar disorder vs. healthy control subjects: a systematic review and meta-analysis[J]. Journal of Psychiatric Research, 2013, 47(9): 1119−1133.

27. Barbosa I G, Huguet R B, Mendonca V A, et al. Increased plasma levels of soluble TNF receptor I in patients with bipolar disorder[J]. European Archives of Psychiatry and Clinical Neuroscience, 2011, 261(2): 139−143.

28. Kim Y K, Jung H G, Myint A M, et al. Imbalance between pro-inflammatory and anti-inflammatory cytokines in bipolar disorder[J]. Journal of Affective Disorders, 2007, 104(1−3): 91−95.

29. O'Brien S M, Scully P, Scott L V, et al. Cytokine profiles in bipolar affective disorder: focus on acutely ill patients[J]. Journal of Affective Disorders, 2006, 90(2−3): 263−267.

30. Tsai S Y, Chung K H, Wu J Y, et al. Inflammatory markers and their relationships with leptin and insulin from acute mania to full remission in bipolar disorder[J]. Journal of Affective Disorders, 2012, 136(1-2): 110−116.

31. Sayana P, Colpo G D, Simoes L R, et al. A systematic review of evidence for the role of inflammatory biomarkers in bipolar patients[J]. Journal of Psychiatric Research, 2017, 92: 160−182.

32. Jakobsson J, Bjerke M, Sahebi S, et al. Monocyte and microglial activation in patients with mood-stabilized bipolar disorder[J]. Journal of Psychiatry and Neuroscience, 2015, 40(4): 250−258.

33. Isgren A, Jakobsson J, Palsson E, et al. Increased cerebrospinal fluid interleukin-8 in bipolar disorder patients associated with lithium and antipsychotic treatment[J]. Brain, Behavior, and Immunity, 2015, 43: 198−204.

34. Rolstad S, Jakobsson J, Sellgren C, et al. CSF neuroinflammatory biomarkers in bipolar disorder are associated with cognitive impairment[J]. European Neuropsychopharmacology, 2015, 25(8): 1091−1098.

35. Bai Y M, Su T P, Li C T, et al. Comparison of pro-inflammatory cytokines among patients with bipolar disorder and unipolar depression and normal controls[J]. Bipolar Disorders, 2015, 17(3): 269−277.

36. Dickerson F, Stallings C, Origoni A, et al. Pentraxin 3 is reduced in bipolar disorder[J]. Bipolar Disorders, 2015, 17(4): 409−414.

37. Li H, Hong W, Zhang C, et al. IL-23 and TGF-beta1 levels as potential predictive biomarkers in treatment of bipolar I disorder with acute manic episode[J]. Journal of Affective Disorders, 2015, 174: 361−366.

38. Frye M A, Coombes B J, McElroy S L, et al. Association of cytomegalovirus and toxoplasma gondii antibody titers with bipolar disorder[J]. JAMA Psychiatry, 2019, 76(12): 1285−1293.

39. Suhara T, Nakayama K, Inoue O, et al. D1 dopamine receptor binding in mood disorders measured by positron emission tomography[J]. Psychopharmacology, 1992, 106(1): 14−18.

40. Yatham L N, Liddle P F, Erez J, et al. Brain serotonin-2 receptors in acute mania[J]. British Journal of Psychiatry, 2010, 196(1): 47−51.

41. Palsson E, Sellgren C, Ryden E, et al. Cerebrospinal fluid monoamine metabolite profiles in bipolar disorder, ADHD, and controls[J]. Journal of Neural Transmission (Vienna), 2017, 124(9): 1135−1143.

42. Knorr U, Simonsen A H, Zetterberg H, et al. Biomarkers in cerebrospinal fluid of patients with bipolar disorder versus healthy individuals: A systematic review[J]. European Neuropsychopharmacology, 2018, 28(7): 783−794.

43. Thomsen M S, Weyn A, Mikkelsen J D. Hippocampal alpha7 nicotinic acetylcholine receptor levels in patients with schizophrenia, bipolar disorder, or major depressive disorder[J]. Bipolar Disorders, 2011, 13(7−8): 701−707.

44. Hannestad J O, Cosgrove K P, DellaGioia N F, et al. Changes in the cholinergic system between bipolar depression and euthymia as measured with [123I]5IA single photon emission computed tomography[J]. Biological Psychiatry, 2013, 74(10): 768−776.

45. Ehrlich A, Schubert F, Pehrs C, et al. Alterations of cerebral glutamate in the euthymic state of patients with bipolar disorder[J]. Psychiatry Research, 2015, 233(2): 73−80.

46. Beneyto M, Meador-Woodruff J H. Lamina-specific abnormalities of NMDA receptor-associated postsynaptic protein transcripts in the prefrontal cortex in schizophrenia and bipolar disorder[J]. Neuropsychopharmacology, 2008, 33(9): 2175−2186.

47. Beneyto M, Kristiansen L V, Oni-Orisan A, et al. Abnormal glutamate receptor expression in the medial temporal lobe in schizophrenia and mood disorders[J]. Neuropsychopharmacology, 2007, 32(9): 1888−1902.

48. Scotti-Muzzi E, Chile T, Moreno R, et al. ACC Glu/GABA ratio is decreased in euthymic bipolar disorder I patients: possible in vivo neurometabolite explanation for mood stabilization[J]. European Archives of Psychiatry and Clinical Neuroscience, 2021, 271(3): 537−547.

49. Huber R S, Kondo D G, Shi X F, et al. Relationship of executive functioning deficits to N-acetyl aspartate (NAA) and gamma-aminobutyric acid (GABA) in youth with bipolar disorder[J]. Journal of Affective Disorders, 2018, 225: 71−78.

50. Rong H, Xie X H, Zhao J, et al. Similarly in depression, nuances of gut microbiota: Evidences from a shotgun metagenomics sequencing study on major depressive disorder versus bipolar disorder with current major depressive episode patients[J]. Journal of Psychiatric Research, 2019, 113: 90−99.

51. Painold A, Morkl S, Kashofer K, et al. A step ahead: Exploring the gut microbiota in inpatients with bipolar disorder during a depressive episode[J]. Bipolar Disorders, 2019, 21(1): 40−49.

52. Hu S, Li A, Huang T, et al. Gut microbiota changes in patients with bipolar depression[J]. Adv Sci (Weinh), 2019, 6(14): 1900752.

53. McIntyre R S, Subramaniapillai M, Shekotikhina M, et al. Characterizing the gut microbiota in adults with bipolar disorder: a pilot study[J]. Nutritional Neuroscience, 2021, 24(3): 173−180.

54. Evans S J, Bassis C M, Hein R, et al. The gut microbiome composition associates with bipolar disorder and illness severity[J]. Journal of Psychiatric Research, 2017, 87: 23−29.

55. Flowers S A, Evans S J, Ward K M, et al. Interaction between atypical antipsychotics and the gut microbiome in a bipolar disease cohort[J]. Pharmacotherapy, 2017, 37(3): 261−267.

56. Serretti A, Lilli R, Mandelli L, et al. Serotonin transporter gene associated with lithium prophylaxis in mood disorders[J]. Pharmacogenomics Journal, 2001, 1(1): 71−77.

57. Tharoor H, Kotambail A, Jain S, et al. Study of the association of serotonin transporter triallelic 5−HTTLPR and STin2 VNTR polymorphisms with lithium prophylaxis response in bipolar disorder[J]. Psychiatric Genetics, 2013, 23(2): 77−81.

58. Dmitrzak-Weglarz M, Rybakowski J K, Suwalska A, et al. Association studies of the BDNF and the NTRK2 gene polymorphisms with prophylactic lithium response in bipolar patients[J]. Pharmacogenomics, 2008, 9(11): 1595−1603.

59. Serretti A, Lilli R, Lorenzi C, et al. Tryptophan hydroxylase gene and response to lithium prophylaxis in mood disorders[J]. Journal of Psychiatric Research, 1999, 33(5): 371−377.

60. Mamdani F, Alda M, Grof P, et al. Lithium response and genetic variation in the CREB family of genes[J]. American Journal of Medical Genetics. Part B: Neuropsychiatric Genetics, 2008, 147B(4): 500−504.

61. McGuffin P, Rijsdijk F, Andrew M, et al. The heritability of bipolar affective disorder and the genetic relationship to unipolar depression[J]. Archives of General Psychiatry, 2003, 60(5): 497−502.

62. Stahl E A, Breen G, Forstner A J, et al. Genome-wide association study identifies 30 loci associated with bipolar disorder[J]. Nature Genetics, 2019, 51(5): 793−803.

63. Gordovez F J A, McMahon F J. The genetics of bipolar disorder[J]. Molecular Psychiatry, 2020, 25(3): 544−559.

64. Green E K, Rees E, Walters J T, et al. Copy number variation in bipolar disorder[J]. Molecular Psychiatry, 2016, 21(1): 89−93.

65. Sutterland A L, Fond G, Kuin A, et al. Beyond the association. Toxoplasma gondii in schizophrenia, bipolar disorder, and addiction: systematic review and meta-analysis[J]. Acta Psychiatrica Scandinavica, 2015, 132(3): 161−179.

66. de Barros J, Barbosa I G, Salem H, et al. Is there any association between Toxoplasma gondii infection and bipolar disorder? A systematic review and meta-analysis[J]. Journal of Affective Disorders, 2017, 209: 59−65.

67. Alvarado-Esquivel C, Estrada-Martinez S, Perez-Alamos A R. A case-control seroprevalence study on the association between toxoplasma gondii infection and bipolar disorder[J]. Frontiers in Psychiatry, 2019, 10: 766.

68. Cousins D A, Butts K, Young A H. The role of dopamine in bipolar disorder[J]. Bipolar Disorders, 2009, 11(8): 787−806.

69. Berk M, Dodd S, Kauer-Sant'anna M, et al. Dopamine dysregulation syndrome: implications for a dopamine hypothesis of bipolar disorder[J]. Acta Psychiatrica Scandinavica. Supplementum, 2007(434): 41−49.

70. Szymusiak R. Magnocellular nuclei of the basal forebrain: substrates of sleep and arousal regulation[J]. Sleep, 1995, 18(6): 478−500.

71. Murray C L, Fibiger H C. Learning and memory deficits after lesions of the nucleus basalis magnocellularis: reversal by physostigmine[J]. Neuroscience, 1985, 14(4): 1025−1032.

72. Mu P, Huang Y H, Cholinergic system in sleep regulation of emotion and motivation[J]. Pharmacological Research, 2019, 143: 113−118.

73. Dilsaver S C. Pathophysiology of "cholinoceptor supersensitivity" in affective disorders[J]. Biological Psychiatry, 1986, 21(8−9): 813−829.

74. Janowsky D S, el-Yousef M K, Davis J M, et al. Cholinergic reversal of manic symptoms[J]. Lancet, 1972, 1(7762): 1236−1237.

75. Frye M A, Tsai G E, Huggins T, et al. Low cerebrospinal fluid glutamate and glycine in refractory affective disorder[J]. Biological Psychiatry, 2007, 61(2): 162−166.

76. Chen G, Henter I D, Manji H K. Presynaptic glutamatergic dysfunction in bipolar disorder[J]. Biological Psychiatry, 2010, 67(11): 1007−1009.

77. Chung Y E, Chen SC, Chuang L C, et al. Evaluation of the interaction between genetic variants of GAD1 and miRNA in bipolar disorders[J]. Journal of Affective Disorders, 2017, 223: 1−7.

78. Fatemi S H, Folsom T D, Thuras P D. GABAA and GABAB receptor dysregulation in superior frontal cortex of subjects with schizophrenia and bipolar disorder[J]. Synapse, 2017, 71(7).

79. Petty F. Plasma concentrations of gamma-aminobutyric acid (GABA) and mood disorders: a blood test for manic depressive disease?[J]. Clinical Chemistry, 1994, 40(2): 296−302.

80. Aizawa E, Tsuji H, Asahara T, et al. Bifidobacterium and lactobacillus counts in the gut microbiota of patients with bipolar disorder and healthy controls[J]. Frontiers in Psychiatry, 2018, 9: 730.

81. Wiest R, Garcia-Tsao G. Bacterial translocation (BT) in cirrhosis[J]. Hepatology, 2005, 41(3): 422−433.

82. Scott K A, Ida M, Peterson V L, et al. Revisiting metchnikoff: age-related alterations in microbiota-gut-brain axis in the mouse[J]. Brain, Behavior, and Immunity, 2017, 65: 20−32.

83. Pae C U, Chiesa A, Porcelli S, et al. Influence of BDNF variants on diagnosis and response to treatment in patients with major depression, bipolar disorder and schizophrenia[J]. Neuropsychobiology, 2012, 65(1): 1−11.

84. Severino G, Congiu D, Serreli C, et al. A48G polymorphism in the D1 receptor genes associated with bipolar I disorder[J]. American Journal of Medical Genetics. Part B: Neuropsychiatric Genetics, 2005, 134B(1): 37−38.

85. Giridharan V V, Sayana P, Pinjari O F, et al. Postmortem evidence of brain inflammatory markers in bipolar disorder: a systematic review[J]. Molecular Psychiatry, 2020, 25(1): 94−113.

86. Sigitova E, Fišar Z, Hroudová J, et al. Biological hypotheses and biomarkers of bipolar

disorder[J]. Psychiatry and Clinical Neurosciences, 2017, 71(2): 77−103.

87.　Flowers S A, Ward K M, Clark C T. The gut microbiome in bipolar disorder and pharmacotherapy management[J]. Neuropsychobiology, 2020, 79(1): 43−49.

88.　Pisanu C, Heilbronner U, Squassina A. The role of pharmacogenomics in bipolar disorder: moving towards precision medicine[J]. Molecular Diagnosis & Therapy, 2018, 22(4): 409−420.

89.　Stahl E A, Breen G, Forstner A J, et al. Genome-wide association study identifies 30 loci associated with bipolar disorder[J]. Nature Genetics, 2019, 51(5): 793−803.

后 记

回想 2008 年冬天加入上海交通大学医学院附属精神卫生中心检验医学团队，时任院长肖泽萍教授寄予殷切期望："向先进的综合性医院看齐，将检验医学拓展到精神卫生领域"。我与同事们为此深感使命和责任：努力建设精神医学精准检验学科平台，成为中国精神疾病检验特色学科的标杆。

2016 年 3 月，中国医师协会检验医师分会时任主任委员张曼教授亲临上海交通大学医学院附属精神卫生中心，宣布成立"精神与心理疾病检验医师专家委员会"。是时，围绕"基于精准医疗下的检验医师在精神科领域的专业拓展"的主题，检验医师分会张曼教授、吕元教授、沈立松教授、李莉教授等各位专家和上海交通大学医学院附属精神卫生中心徐一峰院长、李春波副院长、宋立升副院长以及我的导师——上海交通大学医学院郭晓奎教授、复旦大学基础医学院程训佳教授等进行了深入的探讨。他们分别以检验、临床、基础研究学者的视野赋能检验医学，建设性地提出：基于精神卫生疾病的特色，必须关注此类疾病的诊疗、病程监测及风险评估等临床路径。在专家智慧的引领下，我们围绕神经－免疫－内分泌调节网络、下丘脑－垂体－肾上腺轴、脑－肠轴等通路，聚焦神经递质、炎症因子、微量元素、肠道微生态、基因组学、药物监测等相关生理生化指标，构建了这本《精神卫生疾病实验室检测研究前沿——孤独症、精神分裂症、双相情感障碍》著作的框架，查阅国内外 EMBase、Cochrane Library、PsycINFO database、PsychiatryOnline 等数据库及文献，完成了本书的写作。

本书的撰写历经数年，受相关资料局限仍难免有挂一漏万之处。随着社会对精神卫生疾病的愈发关注，新方法、新技术在精神卫生领域的广泛应用，各领域专家理念的不断提升和研究成果的不断积累，未来本书的再版将推动检验医学在检验医学领域的多元化拓展，促进实验室诊断新技术的转化，实现精准检验作为精神卫生疾病个体化医疗的辅助基础手段，助力"健康中国"！

博极医源，精勤不倦；岁月相守，朝夕相伴！

特别感谢上海交通大学医学院附属精神卫生中心检验团队（按姓氏笔画为序）：马佩俊、王梦霞、方伟、史云、朱莉莉、朱梦圆、邬兆年、刘帅、刘遵建、孙佳琦、李丹、李萍、李超、李振华、宋杨柳、陈庆、陈澄、陈君惠、陈姝子、张磊、张英丽、金伟峰、庞丽、娄小燕、赵玲、胡海琦、胥杰、姚沈华、高琼、郭照宇、郭影影、梁康怡、董航云、路伟。精神卫生检验的未来属于他们！

林 萍

2022 年元旦